20
respuestas
para *cáncer de*
pulmón

VIVIR MEJOR

DR. ÓSCAR CHANONA ALCOCER

20
respuestas
para cáncer *de*
pulmón

VERGARA

Barcelona · México · Bogotá · Buenos Aires · Caracas · Madrid · Miami · Montevideo · Santiago de Chile

20 respuestas para cáncer de pulmón
Primera edición, octubre de 2011

D.R. © 2011, Óscar Chanona Alcocer
D.R. © 2011, Jorge Carlos Torres Flores,
         por «Quimioterapia ¿en qué consiste
         y cómo funciona?»
D.R. © 2011, Claudia Cristina Barrera Carmona,
         por «Radioterapia ¿en qué consiste
         y cómo funciona?»
D.R. © 2011, Christian Reyes,
         por las ilustraciones de las págs. 23 y 38
D.R. © 2011, Ediciones B México, S.A. de C.V.
         Bradley 52, Anzures DF-11590, México
         www.edicionesb.mx
         editorial@edicionesb.com

ISBN: 978-607-480-205-4

Impreso en México | *Printed in Mexico*

In memoriam
Óscar y Martha

Prólogo

Escribir un texto con un tema médico de gran complejidad como es el cáncer pulmonar implica un reto, tanto para el autor como para el público al cual va dirigida, esto sucede con *20 respuestas para el cáncer de pulmón*.

Este libro lleva de la mano al lector sobre un terreno fácil de entender de un tema tan difícil como es el cáncer pulmonar.

Uno de los logros de este trabajo es la facilidad de su lectura, la invitación que hace el médico a no tener miedos a la enfermedad, a poder enfrentarla e incluso, a que el lector transmita esos conocimientos a otras personas que se encuentren afectadas por la misma.

Otra de las cualidades de este libro es que si bien se dirige a lectores no médicos —de ahí la facilidad del lenguaje utilizado—, los conceptos vertidos en él también resultan útiles para los médicos en formación. Ya que los textos médicos juegan un papel vital en la educación de estudiantes, residentes, médicos en ejercicio y paramédicos, en este podrán, a manera de plática con el especialista, conocer y explicar a su paciente las características de la enfermedad y todas las posibilidades de su tratamiento y recuperación.

El doctor Óscar Chanona Alcocer, médico internista neumólogo, formado en el Hospital General de la ciudad de México y con una práctica ética respetable, en el Hospital Ángeles de las Lomas, dedicó muchas horas a imaginar un texto que puede ser leído por un auditorio variado, sobre el cáncer pulmonar. El doctor Chanona lo expone en forma tan simple y descriptiva que éste se convierte en un texto que acerca al hombre común, tanto la enfermedad como sus complicaciones y sus diversas formas de tratamiento.

Resulta notable la maestría con la que el médico nos enseña desde la clínica diversas expresiones de la enfermedad, como consecuencia del conocimiento derivado del estudio y de su práctica.

Nos lleva de la mano también por los distintos caminos del diagnóstico y el tratamiento médico y quirúrgico, y no separa al enfermo y su psiquis ni de la familia, ni del trabajo y su entorno en general. Es notable que le dé un lugar a la asistencia médico familiar —por psicólogo o psiquiatra— y sobre todo se detiene a la dignidad del enfermo y con claridad señala que el enfermo con cáncer pulmonar tiene la oportunidad de ser curado.

Con este texto, el doctor Chanona ha hecho una contribución única y significativa. Estoy seguro que servirá tanto a los enfermos como a sus familiares, público en general, será de gran utilidad para los estudiantes de medicina, médicos y personal dedicado al cuidado de los pacientes con cáncer.

Dr. Alejandro Quintero Novella
Cardiólogo

Agradecimientos

Agradezco a Dios y a esas dos personas que juntaron sus genes y su amor para lograr que me encuentre en este lugar, en este siglo, en este país y haciendo lo que me gusta y para lo que fui diseñado.

A mi familia, a mi esposa Lucero, gracias por esta aventura de amor y responsabilidad —de más de 30 años— llamada matrimonio, por ayudarme a levantar cuando más te he necesitado, por impulsarme y nunca desfallecer, por no dudar ni un solo momento que este proyecto llegaría a su fin, por alentarme a terminarlo, como ha sido en todas y cada una de las etapas de mi vida junto a ti, te quiero.

A mis hijos Óscar, Alejandra y Pablo, gracias chavos por entenderme y apoyarme, por soportar mis ausencias y mi silencio, muchas de estas horas las pasé pensando en ustedes y en su futuro.

A todos mis hermanos, gracias, sin ustedes la vida no habría sido igual.

A todos mis amigos y familiares, consanguíneos y políticos, a los que «me echaron la mano», o «me metieron el pie»; a los que hicieron lo primero, gracias por creer en mí, por brindarme su apoyo y confianza; espero sigan igual; a los otros también gracias, ya que si no fuera por ellos y sus obstáculos nunca me podría haber superado.

A mis maestros y pacientes, gracias por brindarme su enseñanza, otorgarme su confianza y hacerme médico.

Un reconocimiento especial a Alejandra, mi hija, por ayudarme con la transcripción de manuscritos; su ayuda fue invaluable.

Pero en especial y parafraseando a la inolvidable Violeta Parra: *Gracias a la vida que me ha dado tanto.*

Dr. Óscar CHANONA ALCOCER

Introducción

Tal vez mi nombre no te diga nada, considero necesario presentarme ya que durante algunos días tú y yo vamos a platicar, quiero que esta charla sea como amigos, que si hay alguna duda en el tema que aquí vamos a tratar, ésta quede resuelta según tus necesidades. Espero que en este libro encuentres la respuesta a tus dudas acerca del cáncer de pulmón.

Mi nombre es Óscar Chanona Alcocer, soy médico cirujano egresado de la Universidad Nacional Autónoma de México, hice mi especialidad primero en Medicina Interna y posteriormente en Neumología. En el 2014 cumpliré 30 años como especialista en enfermedades respiratorias. Y ¡claro!, durante estos últimos 28 años, la Neumología ha sido mi pasión, mi especialidad y mi forma de vida.

¿Te imaginas todo lo que me ha tocado ver, tratar y diagnosticar? He estado cerca de alguien con cáncer pulmonar al cual no tuve nada que ofrecerle, únicamente mi compañía y el consuelo; pero las cosas han cambiado y con orgullo te puedo decir que me ha tocado vivirlas, ser participante de este cambio que la medicina ha traído para todas aquellas personas que se ven afectadas por esta enfermedad.

Recuerdo que en mis años de residente (1980), cuando teníamos a un paciente con cáncer lo único que nos atrevíamos a decir es «ya le dio», «pobre paciente va a morir en menos de seis meses», o utilizábamos otra serie de frases como «si no se cura… es cáncer». Por supuesto en ese entonces no contábamos con tomografías ni con estudios especializados de medicina nuclear, sólo teníamos —si acaso— las broncoscopias. Por lo que el cáncer pulmonar representaba un reto para todos, una situación desafiante, y aunque no conocíamos exactamente por qué se formaba, sabíamos que el tabaco era uno de sus principales generadores e iniciadores.

Mi primer trabajo de investigación surgió cuando trataba de encontrar en la sangre algunas alteraciones dentro de los glóbulos blancos que marcaran un pronóstico del paciente con cáncer pulmonar. El título de dicha investigación es *Linfocitopenia y eosinofilia como factor pronóstico en pacientes con cáncer pulmonar*, ¡qué título tan largo! En resumen, sólo tratábamos de ver qué pasaba en la sangre de los pacientes con cáncer pulmonar. Debo decirte que ahí nació la primera inquietud acerca de esta enfermedad, pero por los pocos recursos con que contaba «mi hospital» no me permitieron que este trabajo llegara a su fin así que se quedó en el tintero.

Con el paso del tiempo aparecieron artículos relacionados con el cáncer pulmonar en las revistas médicas, algunos de ellos realmente fueron trascendentales puesto que marcaron un hito aquel entonces.

Poco a poco nos dimos cuenta que un paciente con cáncer pulmonar no necesariamente representaba un paciente con escasos meses de vida, que podíamos dar más, que teníamos la necesidad de diagnosticarlo temprano, de establecer medidas que lo pudieran prevenir, de organizar estrategias para combatir al cáncer.

Por ello y por toda esta transformación, cuando me propusieron escribir este libro no lo pensé y trate de poner el máximo esfuerzo al realizar este proyecto. Mi intención es dedicártelo a ti, ya sea porque tienes cáncer de pulmón, o a algún familiar, amigo o conocido tuyo que lo padece. El objetivo de este libro es ofrecerte la respuesta a tus dudas sobre cáncer pulmonar.

Los tiempos han cambiado, no estamos en esa época en la que un paciente con cáncer pulmonar no tenía esperanza de vida. Al contrario, actualmente esta enfermedad es como cualquier otra que debemos conocer, prevenir y combatir con todos nuestros recursos. Sin embargo, aún existen situaciones que se salen de nuestro alcance, la primera es la falta de una educación médica básica, que le permita a la población en general identificar cambios en su salud, los cuales podrían alertar la presencia del enemigo. Como veremos más adelante, el tabaquismo es uno de los principales generadores de este padecimiento, sin embargo, no hacemos nada, sólo les prohibimos a nuestros pacientes que fumen, pero no hacemos caso de todas las campañas de publicidad a favor del tabaco; esto sólo por poner un ejemplo.

Resulta importante mencionar que no debemos considerar al cáncer pulmonar como una sentencia de muerte. Por supuesto que el diagnóstico y tratamiento de un paciente deja al médico con cierta incertidumbre sobre la respuesta que éste tendrá, sin embargo, día a día se descubren nuevas herramientas para lograr un diagnóstico más temprano, instrumentos que nos permiten ver tumores en radiografías, inclusive cuando no han aparecido; técnicas innovadoras en cirugía, que permiten hacer retiros casi totales de tumores, los cuales era imposible quitar sin poner en riesgo la vida del paciente; nuevos aparatos de radioterapia, que no queman o radian las partes cercanas al tumor y se centran exclusivamente en el tumor mismo; nuevas técnicas de quimioterapia, con menos efectos secundarios. En fin, estamos viviendo una época en la cual el paciente diagnosticado con cáncer pulmonar no debe sentirse desesperanzado; al contrario. Te invito, lector, a que juntos hagamos un recorrido por esta enfermedad para que puedas comprobar que aun con el diagnóstico de cáncer al paciente le quedan muchas esperanzas para salir adelante y los médicos tenemos muchas armas con las cuales combatirlo.

Actualmente, el cáncer pulmonar es uno de los tipos de cáncer que —como médicos— tenemos la posibilidad de prevenir, o por lo menos disminuir su presencia en los pacientes, ¿y sabes cómo? Exhortando a los pacientes a que dejen de fumar tanto activa como pasivamente, tratando de combatir las emisiones contaminantes a la atmósfera, disminuyendo la exposición a vapores industriales tóxicos, pero sobre todo y creo que es lo más importante: Crear en cada uno de nosotros, médicos, enfermeras, pacientes y público en general, una conciencia clara de que esta enfermedad —como cualquier otra— «nos puede dar». Así que lo más adecuado son las visitas periódicas, en primer lugar, al médico general para que resuelva tus dudas y analice tus síntomas.

Recuerda que no hay personas específicamente propensas al cáncer pulmonar, esta enfermedad le puede dar a cualquiera: Un cantante de rock como George Harrison (ex Beatle), un actor de cine como el eterno vaquero John Wayne, corredores de autos como Steve McQueen, cómicos como Mario Moreno *Cantinflas*, ex presidentes como Raúl Alfonsín, o personas cuyas vidas no son públicas, como los tres últimos pacientes que diagnostiqué mientras realizaba este libro.

En fin, las víctimas del cáncer de pulmón son muchas, pero estoy seguro que con la cooperación de todos muy pronto esta enfermedad como muchas otras será más fácil de diagnosticar y tratar a tiempo.

A continuación te daré una breve explicación de ciertas palabras que leerás constantemente en este libro.

Cáncer: Crecimiento anormal y desordenado de las células de cualquier parte del organismo, lo que da origen a tumores.

Metástasis: Siembra del cáncer en sitios lejanos de donde se originó el tumor.

Aparato respiratorio: Parte de tu organismo que se encarga de introducir el aire exterior (rico en oxígeno) y eliminar el aire ya utilizado.

Oncólogo: Médico especialista en el tratamiento del cáncer, el cual aplica la quimioterapia.

Neumólogo: Médico que se especializa en enfermedades que afectan al aparato respiratorio.

Quimioterapia: Rama de la medicina oncológica (tratamiento del cáncer) que se encarga de determinar cuáles son las medicinas y dosis adecuadas para el manejo del cáncer.

Radioterapia: Rama de la medicina especializada en el tratamiento del cáncer, mediante la cual se intenta disolver o disminuir el tamaño de los tumores por medio de la aplicación de radiaciones.

Radioterapeuta: Médico especialista encargado de administrar la radioterapia.

En general, éstas son las palabras que encontrarás con mayor frecuencia dentro de este texto, muchas otras se irán explicando por sí mismas.

Te invito a que juntos iniciemos esta aventura, verás que al terminar de leer este libro tu visión sobre el cáncer pulmonar va a ser distinta, te sentirás con más armas para poder resolver tus dudas o aclararlas a alguna persona cercana que padezca esta enfermedad, quizá algún familiar recién diagnosticado o bajo tratamiento.

¡Gracias!

¿QUÉ ES EL
APARATO RESPIRATORIO?

1

Es el encargado de introducir el aire que respiramos y está compuesto de un conjunto de órganos o estructuras desde la nariz hasta los pulmones.

Para describir el aparato respiratorio lo compararemos con un árbol: Imagínate que tienes en el pecho un árbol con varias ramas, cada una se divide en otras dos, y así sucesivamente hasta tener una ramificación; al final de las ramas están las hojas. Esta especie de árbol es hueco y está de cabeza, a eso se parece nuestro aparato respiratorio; el tronco del árbol es la tráquea[1], las ramas son los bronquios y las hojas los alveolos. El aire que respiramos —que proviene del medio ambiente— es rico en oxígeno, un gas fundamental para mantenernos vivos; el oxígeno entra al sistema respiratorio, pasa por los bronquios y llega a los pulmones. La nariz es el primer sitio de contacto con el aire, ésta se encarga de calentarlo, humedecerlo y filtrarlo, luego pasa por los bronquios y llega a los pulmones, donde este aire que lleva mucho oxígeno lo libera a la sangre. Y a su vez atrapa el bióxido de carbono que se encuentra en la sangre, y que es un desecho tóxico que producimos. Y lo eliminará de manera contraria al proceso que antes

---

[1]   Podrás encontrar todos los términos subrayados en el glosario al final del libro. Nota del Editor.

describimos, del alveolo a los bronquios, de estos a la tráquea y de ahí a la nariz para ser expulsado al aire exterior, repitiendo el ciclo hasta 20 veces por minuto, en reposo.

Nosotros producimos dióxido de carbono, una sustancia dañina para el ser humano. El dióxido de carbono es el desecho de todos los procesos que lleva a cabo nuestro organismo para mantenerse vivo (la digestión, los latidos del corazón, las funciones del hígado, etcétera) y requiere ser eliminado, esta eliminación también se hace a través de nuestro sistema respiratorio, sólo que de forma inversa: Se recupera por los alveolos, pasa por los bronquios y luego es expulsado de nuestro organismo.

En suma, la principal función del aparato respiratorio es introducir oxígeno a nuestro organismo y eliminar el dióxido de carbono.

El ciclo de entrada y salida de aire es constante y se repite de 12 a 18 veces por minuto de manera automática e involuntaria. Y esto, en conjunto, es la respiración.

En resumen, el aparato respiratorio es un conjunto de órganos (nariz, tráquea, bronquios y pulmones, principalmente), encargado de introducir el aire exterior —rico en oxígeno— a los pulmones y desechar el bióxido de carbono, producido dentro de nuestro organismo.

El aparato respiratorio también realiza otras funciones complejas, como mantener el equilibrio entre sales y ácidos de nuestro cuerpo: Controla el pH; este control se realiza gracias a la adecuada movilización y desecho de dióxido de carbono. Si se rompe este equilibrio puede haber alteraciones en la función celular del organismo.

El sistema respiratorio en el ser humano está conformado por: <u>Vías aéreas</u>, el mecanismo que conduce el aire a los pulmones, donde se lleva a cabo el intercambio de gases; y <u>músculos respiratorios</u>, que actúan facilitando el movimiento del aire dentro y fuera del cuerpo, es decir, llevan a cabo el intercambio de oxígeno y dióxido de carbono entre nuestro cuerpo y el medio ambiente.

Ya vimos, de manera muy breve, para qué sirve el aparato respiratorio. Pero también es importante anotar que para que estas funciones se realicen de forma adecuada se requiere que todas las estructuras que lo conforman estén en perfecto estado. Haremos un breve recorrido por estas estructuras.

Estructuras que componen el aparato respiratorio

En términos prácticos, existen dos divisiones del aparato respiratorio, el sistema de conducción y el sistema de intercambio. Los nombres de sus componentes dependen de la función que realizan.

Sistema de conducción: Lleva el aire hasta los pulmones. Consta de boca, faringe, epiglotis, laringe, tráquea, bronquios principales, bronquios lobulares, bronquios segmentarios y bronquiolos.

Nariz: Primera estructura del aparato respiratorio. Tiene la función de humedecer, calentar y filtrar el aire inspirado —a través de las fosas nasales— mediante unas estructuras llamadas cornetes y vibrisas (los pelitos de la nariz); también produce moco, útil para atrapar partículas del aire que no deben llegar más abajo.

Boca: Desde el punto de vista respiratorio es la estructura compartida con el aparato digestivo y se encuentra conectada al aparato respiratorio a través de la faringe.

Faringe: Conducto rígido. El aire pasa a través de la faringe en su camino hacia los pulmones. Tiene funciones protectoras o de defensa, pues evita que algunas sustancias o microbios inhalados lleguen al interior del organismo.

Epiglotis: Membrana en forma de tapa que se comparte con el esófago (primera parte del aparato digestivo). Impide, mediante movimientos automáticos, que los alimentos pasen a la laringe y a la tráquea.

Laringe: Conducto rígido. En términos prácticos, esta es la primera pieza del aparato respiratorio cuya función principal es la de filtrar el aire inspirado. Además, permite el paso de aire hacia la tráquea y los pulmones y se cierra para no permitir el paso de comida o agua cuando tragamos. En la laringe se asientan las cuerdas vocales.

Tráquea: Parte central del aparato respiratorio. Es una estructura rígida, un conducto amplio que facilita la entrada y salida del aire de los pulmones. Está recubierta de células y moco que atrapan sustancias o bacterias que pudieran haber entrado al inhalar.

Bronquios: Estructuras que van naciendo a partir de la tráquea, forman las ramificaciones (puedes verlas en el esquema que aparece en la siguiente página): Cada rama se divide en dos, cada una de esas dos se divide también en dos y así sucesivamente. Los bronquios son rígidos, están recubiertos de células y moco, y penetran a ambos lados del tórax. Su función primordial es la de llevar el aire hasta las últimas estructuras encargadas de conducir el aire a los alveolos.

Bronquiolos: Estructuras que conducen el aire, son menos rígidas que los bronquios, tienen menos estructuras celulares y producen menos moco que éstos. Los bronquiolos terminan en los alveolos.

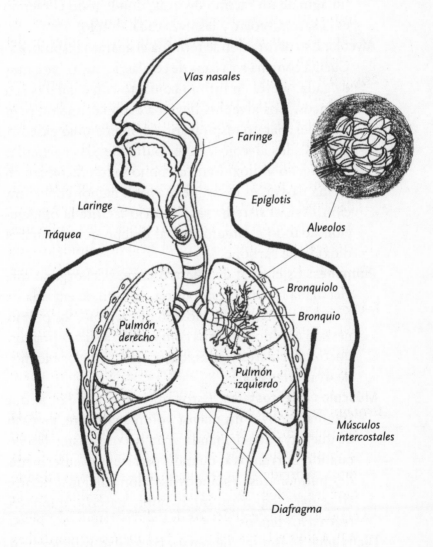

Sistema de intercambio: Lleva a cabo el recambio de oxígeno y la eliminación de dióxido de carbono. Consta de conductos y sacos alveolares. Es importante que se entienda que los conductos alveolares son la primera sección donde se efectúa el intercambio de oxígeno por bióxido de carbono, y el término sacos alveolares únicamente se usa para nombrar al conjunto de alveolos (imagínate un racimo de uvas, donde todo el racimo es el saco alveolar y las uvas cada alveolo).

Alveolo: Estructura donde termina el aparato respiratorio. Cuenta con una sola capa de células, lo que la hace muy delgada, y está en íntimo contacto con capilares sanguíneos. Los alveolos llevan a cabo la función principal del aparato respiratorio, el intercambio gaseoso; gracias a los alveolos, en los pulmones, las partículas de oxígeno y dióxido de carbono se intercambian en forma pasiva, es decir, de mayor a menor concentración. Así, el sistema respiratorio facilita la oxigenación de todo el organismo, al tiempo que elimina el dióxido de carbono.

Pulmones: Es el final de nuestro viaje, es el órgano que efectúa la función respiratoria, es decir, la entrada de oxígeno y la salida de bióxido de carbono, los pulmones son esos dos órganos compuestos a su vez por conductos alveolares y alveolos (acuérdate de los racimos de uvas y las uvas).

Músculos intercostales: Estos músculos ayudan al diafragma a mover un mayor volumen de aire, en caso de que haya una demanda extra del organismo (como cuando corremos o cuando padecemos enfermedades pulmonares), esta movilización adicional de aire sirve para lograr un intercambio gaseoso que favorezca a los tejidos.

Diafragma: Músculo que separa la cavidad torácica (pulmones, mediastino, etcétera) de la cavidad abdominal (intestinos, estómago, hígado, etcétera). Sirve como fuelle (o mecanismo de succión), es decir, permite que el aire entre y salga de los pulmones. Como el diafragma es un músculo se puede contraer y relajar. Durante la inspiración (inhalación o entrada del aire) el diafragma se contrae y se aplana haciendo que la cavidad torácica se amplíe, esta contracción disminuye la cantidad de aire dentro de los pulmones; en la espiración (exhalación o salida del aire) el diafragma se relaja y retoma su forma curva, esto empuja el aire al exterior.

Barrera hematogaseosa: Se encuentra entre el alveolo (la pared) y el capilar pulmonar, está formada principalmente por el epitelio (superficie) alveolar, un espacio de soporte y los vasos capilares (sanguíneos). Es esta barrera la que permite que sólo el oxígeno y el bióxido de carbono puedan traspasarla, es una estructura de un tejido sumamente delgado pero con esa función, el impedir que otras sustancias que se inhalen pasen directamente a la sangre.

La pleura: Membrana que cubre totalmente los pulmones, excepto en su parte central (ésta se llama hilio, es donde penetran los bronquios y los vasos pulmonares). La pleura está formada por dos capas: Una envuelve al pulmón y la otra envuelve al tórax por dentro; en medio de estas dos capas existe una cantidad pequeña de líquido que permite que el pulmón se deslice suavemente dentro del tórax, (así como las lágrimas permiten que los párpados se deslicen sobre los ojos fácilmente).

Vascularización del pulmón: A nivel del hilio pulmonar (en el centro de la cavidad torácica) se encuentran las arterias pulmonares derecha e izquierda, las cuales proceden del ventrículo derecho del corazón y transportan sangre venosa, desoxigenada. También en el hilio se encuentran las venas pulmonares procedentes del pulmón, con sangre ya oxigenada que entra al lado izquierdo del corazón para ser bombeada a todo el organismo.

Inervación pulmonar: Se compone principalmente de dos sistemas que le dan el componente nervioso, con el cual puede facilitar la función de entrada y salida del aire mediante estímulos neurológicos, y el estrechamiento o la apertura de los bronquios, así como ayudar a la producción de moco, o bien en caso contrario estrechar los bronquios como mecanismo de protección, por ejemplo: Existen algunas enfermedades como el asma bronquial en la cual hay una incoordinación en estos sistemas y se produce un estrechamiento crónico de los bronquios produciendo los síntomas característicos de esta enfermedad, en los cuales no vamos a entrar en detalle.

El mediastino: Espacio comprendido entre los pulmones. Límite superior de ambos vértices pulmonares superiores. El límite inferior es el diafragma. El límite anterior es el esternón y el posterior la columna vertebral, los límites laterales son los pulmones. Es en este sitio donde se encuentran estructuras vitales como el corazón además de estructuras nerviosas y ganglionares, estas últimas de gran importancia para el cáncer pulmonar.

Después de esta breve revisión de las estructuras que conforman el aparato respiratorio tenemos que considerar su componente microscópico, es decir, las estructuras que la forman y le dan vida, igual que a todo el organismo: **Las células.** Todas y cada una de las células tienen funciones diferentes y trabajan en conjunto para que el organismo funcione siempre de manera adecuada.

Epitelio respiratorio

El epitelio es un tejido o capa formado por células. Un epitelio protege (como la piel) o recubre, protege y lubrica, como el epitelio respiratorio, el cual es un epitelio ciliado. En el interior de la tráquea y los bronquios se encuentran las células ciliadas (los cilios son células en forma de hilos o pelitos): Imagínate el interior de la tráquea y los bronquios revestido de un tapiz hecho de pelitos muy delgados y muy finos, el tapiz está siempre cubierto con una capa de moco. Este moco se produce en unas células intercaladas con los cilios, las células caliciformes, que tienen forma de cáliz (de ahí su nombre) y «riegan» el epitelio con mucosidad; además, los cilios (la capa de pelitos) actúan como un mecanismo de barrido: Se mueven de abajo a arriba, desde el pulmón hasta la garganta. Gracias a esta combinación todas las partículas o sustancias extrañas que llegan al aparato respiratorio se quedan pegadas en el epitelio y el movimiento de los cilios hacia arriba las expulsa fuera del organismo en forma de flemas.

Las fosas nasales, faringe, laringe, tráquea y bronquios también se encuentran recubiertos por un epitelio productor de moco, pero es a partir de la tráquea y bronquios donde se encuentra además el epitelio ciliado, esta estructura se va modificando para dar paso a estructuras un poco más especializadas como los bronquiolos y los alveolos; en donde también se presenta un tejido llamado epitelio alveolar, caracterizado por células muy delgadas y aplanadas que permiten que el oxígeno pase a través de ellas y llegue fácilmente a la sangre.

El epitelio respiratorio es muy delicado y frágil, se lesiona con mucha facilidad. En ocasiones responde a ciertas agresiones y aumenta la producción de moco, lo que causa problemas en el sistema (como bronquitis, por ejemplo); en otras, las células ciliadas dejan de funcionar adecuadamente, es decir, dejan de moverse y el material mucoso junto con las partículas atrapadas queda rezagado en el interior del aparato respiratorio, lo que puede causar infecciones. Otras agresiones, como fumar o la contaminación ambiental o laboral, son tan continuas, frecuentes, intensas y prolongadas que el epitelio hace (por razones de protección) que las células ciliadas y las caliciformes aumenten su número, con el objetivo de brindar mayor protección al organismo; sin embargo, esta multiplicación celular puede salirse de control (si persiste el estímulo) y generar un **crecimiento celular desordenado**; es aquí cuando podemos hablar de cáncer.

¿QUÉ ES EL CÁNCER DE PULMÓN? 2

EL CÁNCER ES UNA SERIE DE ENFERMEDADES que se caracteriza por una multiplicación sin control de las células que constituyen determinado órgano, esta pérdida de control en el crecimiento celular trae como consecuencia la formación de tumores y estos a su vez la siembra o diseminación a todo el organismo.

Cualquier órgano de nuestro cuerpo puede padecer cáncer y de ahí el nombre del tumor: Cáncer de pulmón, de páncreas, de colon, etcétera.

Para favorecer este crecimiento se necesita una serie de estímulos que los desencadenen y van desde los de transmisión hereditaria (predisposición al cáncer), hasta los provocados por el ser humano (humo de cigarro, radiaciones) como en el cáncer de pulmón.

El ser humano es una criatura dinámica, siempre está en movimiento; esto no quiere decir que, por ejemplo, caminemos todo el día: Me refiero a que nuestras células se encuentran siempre activas. Las células son el componente principal de todo nuestro organismo: La gran mayoría de ellas están en continuo crecimiento, se dividen y multiplican para mantener un equilibrio adecuado entre la salud y la enfermedad, y sustituyen a las células que han muerto; pueden morir mientras combaten enfermedades (los glóbulos blancos) o cuando nos protegen del medio ambiente (la piel), es decir, se renuevan constantemente.

Las células también se multiplican constantemente para reparar superficies internas dañadas, ya sea por estímulos externos como el humo o aire contaminado (tráquea y bronquios) o por desgastes comunes como la ingesta y digestión de alimentos (aparato digestivo). El proceso de multiplicación se encuentra regulado, es decir, no puede reproducirse o multiplicarse un número mayor de células de las que se perdieron; sin embargo, en algunas situaciones este proceso de regulación falla y provoca un crecimiento desordenado de las células, las cuales pierden el control. Cuando esto sucede aparece un **tumor**.

Existen varios tipos de tumores y **no todos son cancerosos**; se les divide en benignos y malignos. Los tumores benignos no son cancerosos, no mandan siembras a otros órganos; en la mayoría de los casos se pueden remover por completo quirúrgicamente y no se consideran como causas potenciales de muerte, sin embargo, deben de vigilarse médicamente.

Los tumores malignos son los cancerosos; la multiplicación celular que presentan (es decir, su crecimiento) es descontrolada y desordenada, tienen la capacidad de penetrar de forma agresiva el tejido sano que los rodea y destruirlo, inclusive pueden llegar a penetrar los vasos sanguíneos y linfáticos cercanos, enviando así sus células a distancia dentro del cuerpo. Este proceso se llama siembra de metástasis y es la forma más común de propagación.

Formas o tipos de cáncer

Es muy importante mencionar que tanto las formas celulares como los tipos de cáncer pueden tener su origen en cualquier órgano y son catalogados de acuerdo al tejido que les dio origen.

Según varios institutos de salud como el INCAN (Instituto Nacional de Cancerología en México) o el NIH (Instituto Nacional de Salud en Estados Unidos) que tienen espacios especializados dedicados al estudio y tratamiento del cáncer, los carcinomas son el tipo de cáncer más común; son —de hecho— tumores que provienen de las células epiteliales (que mencionamos en párrafos anteriores). Los tipos más frecuentes de cáncer son los que involucran pulmón, piel, seno, colon y estómago.

Existen otros tipos de cáncer: *Leucemias*, que afectan a las células sanguíneas; *linfomas*, que afectan a las células linfáticas; y *sarcomas*, que afectan músculos y huesos principalmente.

¿Qué son las sustancias carcinógenas?

Son sustancias que, por su efecto tóxico, desencadenan una respuesta anormal en la multiplicación de las células y provocan su crecimiento desordenado (o cáncer). Algunas sustancias se encuentran en el medio ambiente, como agentes químicos o radiaciones; otras pueden ser parte de un estilo de vida poco sano, como consumo de tabaco, ingesta de alcohol, ciertas dietas, etcétera.

Aunque sin ser un carcinógeno (es decir, una sustancia capaz de provocar cáncer), una historia familiar de cáncer puede ser un factor de predisposición para que éste se presente.

Algunas alteraciones en sistema inmune (las células de defensa), como en los pacientes con SIDA, pueden condicionar la aparición de ciertos tipos de cáncer.

Semblanza histórica

Desde 1819 se reportan las principales características tanto clínicas como de desarrollo de esta enfermedad, sin embargo hasta 1913 aparecen las primeras menciones sobre cáncer pulmonar: En una comunidad minera (Montes Metálicos de Schneeberg) es en donde se llegó a catalogar como una enfermedad ocupacional (aquella que aparece en las personas que por su trabajo están expuestas a sustancias toxicas), en esta zona minera se observó la presencia de grandes cantidades de gas Radón y Uranio. El primero, con grandes propiedades para producir cáncer.

El cáncer pulmonar era muy raro antes de que se popularizara la costumbre de fumar. Esta enfermedad ya había sido reportada desde 1919 cuando se relaciona el cáncer pulmonar con el tabaquismo y se efectúan los primeros intentos de campañas para prevenirlo.

A finales del siglo XVII, por ejemplo, no se consideraba una enfermedad importante en las publicaciones médicas. A principios del siglo XIX, se empezaron a publicar algunas de las características sobresalientes y las primeras descripciones del cáncer pulmonar, en aquel entonces era muy difícil distinguirlo de enfermedades comunes, como la tuberculosis; a finales de ese mismo siglo el cáncer de pulmón solamente representaba menos de 2% de todos los cánceres diagnosticados en autopsias. Sin embargo, conforme avanzó el tiempo esta cifra aumentó hasta más del 15% en la primera parte del siglo XX, se recolectaron hasta 374 casos a nivel mundial. Y de la segunda mitad del siglo XIX a la primera mitad del siglo XX, la aparición de cáncer pulmonar en autopsias aumentó de 0.3% a un 5.7%.

En 1926 se describen las características tanto clínicas como celulares del **cáncer pulmonar de células pequeñas**, cuyo comportamiento se describe como distinto a los otros tipos de cáncer pulmonar (que mencionaremos posteriormente). El doctor Lickint, un médico alemán, reportó en 1929 la primera evidencia estadística de la relación directa entre el consumo de cigarrillos y el cáncer de pulmón; se inicia la primera campaña antitabaco de la Alemania Nazi. Esta evidencia fue confirmada en 1950 en el Reino Unido, donde se asegura de forma categórica la relación entre el tabaquismo y el cáncer pulmonar. En 1964 el gobierno de Estados Unidos y sus institutos de salud lanzan las primeras campañas públicas sobre los efectos dañinos del tabaquismo.

La primera cirugía exitosa para tratar el cáncer pulmonar se llevó a cabo en 1933; las primeras pruebas de radioterapia con efectos paliativos se iniciaron en la década de 1940, mientras que la radioterapia radical (dosis más altas y con fines curativos) se practicaba a personas en las cuales el procedimiento quirúrgico no podía llevarse a cabo. A finales del siglo XX se inicia la radioterapia con aceleradores lineales fraccionados, que vino a suplantar a la radioterapia convencional; más adelante se explicará su funcionamiento.

Sin embargo, para un tipo de cáncer pulmonar, el carcinoma de células pequeñas, ni la cirugía local (sólo el tumor) ni la radical (el pulmón completo) dieron buenos resultados y hasta 1970 se descubrieron algunos regímenes de quimioterapia con resultados alentadores para los pacientes.

Entiéndase por radioterapia al tratamiento mediante radiaciones, es decir, partículas cuyos componentes despiden un calor fuerte y sumamente controlado con el fin de matar células tumorales.

Causas de cáncer pulmonar

Las principales causas de cáncer de pulmón, y de otros tipos de cáncer, son los llamados agentes carcinógenos o carcinogénicos: Sustancias que provocan cáncer.

El humo del cigarro se considera la causa principal y más generalizada (la abordaremos más ampliamente en otra sección).

- Las radiaciones ionizantes.
- Algunas infecciones virales.
- La contaminación laboral y ambiental intensa.
- Factores genéticos predisponentes.

Alteraciones en los sistemas inmunitarios que vuelven a las células incapaces de destruir las células tumorales.

Algunos riesgos ocupacionales (relacionados con el trabajo) pueden estar vinculados con la aparición de cáncer en el aparato respiratorio; por ejemplo, el aumento en la presencia de mesotelioma (tumores malignos de pleura) en personas que se dedican a trabajar con asbesto.

Otras sustancias cancerígenas: Arsénico, azufre, cloruro de vinilo e inclusive gasolina.

No se ha demostrado una relación directa entre la contaminación atmosférica y el cáncer de pulmón, sin embargo, estudios de observación han demostrado que este cáncer es más frecuente en las ciudades que en el campo, por la presencia de dióxido de carbono, asfalto, etcétera.

Algunas lesiones pulmonares antiguas, aunque fueran benignas en su momento, que hayan dejado una cicatriz en el pulmón, pueden dar origen a una lesión maligna.

Tipos de cáncer de pulmón

La clasificación de los tipos de cáncer pulmonar se basa en la morfología de las células (es decir, en la forma que tienen) al ser observadas bajo el microscopio; esta clasificación también tiene relevancia según su forma en el comportamiento del cáncer, su grado invasivo, su capacidad para mandar siembras a distancia, sobrevida (el tiempo que pasa el paciente después de su último tratamiento hasta el día de su muerte), las posibilidades quirúrgicas y la respuesta a radioterapia o quimioterapia. En términos generales, el cáncer de pulmón se divide en dos grandes grupos:

- **Cáncer pulmonar de células no pequeñas**, que representa entre el 75 y 80% de todos los tipos de cáncer pulmonar.
- **Cáncer pulmonar de células pequeñas**, que representa entre el 15% y 20% restante.
- Existe otro tipo muy poco común (menos del 5%) de otras variantes entre las que se encuentra el tumor carcinoide, los inespecíficos y los sarcomas.

Cabe mencionar que la mayoría de cánceres de pulmón tiene su origen en las células que revisten o cubren los bronquios y bronquiolos, por lo que reciben el nombre de *carcinomas*.

A su vez, los carcinomas de células no pequeñas se subdividen en varias categorías de acuerdo a las células que le dan origen:

- El *carcinoma epidermoide* se origina en las células de recubrimiento bronquial.
- Los *adenocarcinomas* se originan en las glándulas productoras de moco.
- El carcinoma de células grandes *de origen mixto*.

Más de un tercio de los carcinomas de pulmón son de tipo **epidermoide**. Estas lesiones casi siempre comienzan en un bronquio central. Relacionados con el hábito de fumar, es común que estos carcinomas tengan un crecimiento lento, lo que puede provocar que empiece una destrucción espontánea de algunas células tumorales, sobre todo las que se encuentran en el centro de la lesión, esto puede originar *necrosis*, muerte celular; o *cavitación*, presencia de un hueco dentro de la lesión.

Los **adenocarcinomas** representan a su vez otro grupo mayoritario de todos los tipos de cáncer de pulmón, con casi 30%. Por lo general se originan en las regiones más periféricas del pulmón. Están relacionados con el consumo de cigarro, aunque, en pacientes con lesiones pulmonares antiguas, es la forma más común de cáncer pulmonar en personas que nunca han fumado.

Otras formas mixtas, como el **carcinoma bronquiolo alveolar** (que afecta dos tipos de tejido) se ve con mayor frecuencia en pacientes del sexo femenino que no fuman.

Los **carcinomas de células gigantes** representan menos del 10% de todas las formas de cáncer pulmonar, son de crecimiento desordenado y muy rápido y agresivo, y tienden a mandar siembras a distancia antes de lo habitual.

El **carcinoma de células pequeñas** ocupa aproximadamente 15 % de todos los carcinomas de pulmón; también se le llama *carcinoma de células avenulares o de avena*. Es un cáncer que tiende a aparecer en los bronquios de mayor tamaño y es de rápido crecimiento y agresividad. Este tipo de tumores tienen una peculiaridad, en el interior de sus células se encuentran gránulos o partículas que son sustancias biológicamente activas, algunas de ellas con efectos hormonales, que tienen manifestaciones clínicas fuera de los pulmones, son *manifestaciones paraneoplásicas*, es decir, al lado del cáncer. Aunque este tipo de cáncer es sensible a la quimioterapia es uno de los de peor pronóstico y tiende a diseminarse en una forma rápida. Igual que los anteriores, está muy asociado con el tabaquismo y, dependiendo de su grado de invasividad, se divide en etapa **limitada** y **avanzada**.

En resumen, tanto el *carcinoma epidermoide* como el *carcinoma de células pequeñas* tienen su origen en los bronquios de mayor calibre, ambos están ligados al hábito del tabaco y el segundo es de los más agresivos; por otro lado, el *adenocarcinoma* tiene su origen en la periferia del pulmón y puede no estar asociado con fumar.

> Recordemos que el aparato respiratorio se va dividiendo desde una estructura central llamada tráquea, siguiendo los bronquios mayores o centrales y luego los bronquios lobares, éstas son las vías de mayor calibre.

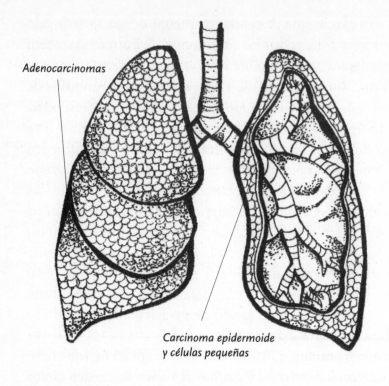

Adenocarcinomas

Carcinoma epidermoide
y células pequeñas

Frecuencia, mortalidad
y algunos otros datos

El cáncer pulmonar o *carcinoma broncogénico* abarca casi el 90% de todos los tumores pulmonares. La mayoría son tumores primarios, es decir que nacieron directamente de células pulmonares, el resto son tumores de origen extrapulmonar, es decir, *metastásicos* y solamente un 3% corresponde a una categoría benigna. La relación con el tabaquismo es muy estrecha: El promedio de mortalidad se encuentra entre 46 y 264 personas de cada cien mil, esto depende de su consumo de tabaco, es decir, para las primeras basta media cajetilla al día y para las últimas es necesario fumar de dos cajetillas en adelante.

Acerca de los índices de mortalidad, aproximadamente la mitad de los pacientes a los que se les diagnostica cáncer pulmonar mueren durante el primer año después del diagnóstico, esto se debe a que casi el 70% son diagnosticados en etapas muy avanzadas, cuando ya no es posible aplicar los tratamiento curativos o radicales. El cáncer pulmonar es la causa más común de muerte relacionada con cáncer; en Norteamérica, por ejemplo, registran más muertes por cáncer de pulmón que de próstata, mama y colon en conjunto, en algunas localidades de América Latina las muertes por cáncer pulmonar han superado al cáncer de mama en mujeres y al de próstata en hombres.

El número de casos de cáncer pulmonar se incrementó veinte veces entre los años 40 y 70 del siglo pasado, de acuerdo a la tendencia en el aumento del hábito tabáquico, así como al mayor índice de contaminantes ambientales es muy posible (según se mencionan en estudios estadísticos del ATS (Asociación Torácica Americana) que el número de casos de cáncer se duplicará cada 15 años. Basta señalar que a principios del siglo XX se consideraba que el cáncer broncogénico era extremadamente raro y que la gran mayoría de tumores pulmonares eran metastásicos; es decir, eran cánceres que se alojaban en el pulmón pero que provenían de otra parte del organismo, es decir, eran siembras. Actualmente, la mayoría de cánceres de pulmón nacen del pulmón mismo.

En cuanto al género de los pacientes, este tipo de cáncer es más frecuente en los varones, sobre todo en Europa, con 70 casos por cada cien mil habitantes; la incidencia en las mujeres es aproximadamente de la mitad que en los hombres, más o menos unos 30 a 35 casos por cada cien mil habitantes. A pesar de que en las mujeres la incidencia es menor, el índice de mortalidad ocupa el primer o segundo lugar de muerte por cáncer: Supera incluso al cáncer de mama.

El cáncer pulmonar afecta sobre todo a personas entre **los 55 y 65 años de edad,** menos del 20% ocurre en personas menores de 30 años; la edad promedio en la que se diagnostica es de 60 años de edad, sin embargo, con el incremento en el tabaquismo a edades más tempranas es posible que dentro de diez años estas estadísticas se modifiquen.

¿A QUIÉN LE PUEDE DAR
CÁNCER DE PULMÓN?

3

Edad

EL COMPORTAMIENTO DEL CÁNCER de pulmón, así como su agresividad, depende muchas veces de la edad de los pacientes. En muchos casos, los tumores afectan a determinado grupo de edad, el cáncer pulmonar es uno de estos ejemplos: Hasta hace veinte años se sabía que afectaba a personas entre los 60 y los 65 años; sin embargo, ahora es más común la presencia de cáncer pulmonar en personas cada vez más jóvenes y ya se han reportado casos en personas de 40 o 50 años.

Aunque es raro encontrar este tipo de tumores en personas menores de 30 años (poco menos del 15%), el hábito del tabaquismo inicia cada vez más temprano y no sería raro observar dentro de algunos años un incremento de cáncer pulmonar en personas cada vez más jóvenes. En México todavía estamos diagnosticando cáncer pulmonar entre los 50 y 60 años.

Tabaquismo

Es importante destacar que el factor más importante para desarrollar cáncer pulmonar es el consumo de tabaco en forma de cigarro; en segundo lugar quedarían factores como contaminación atmosférica, contaminación laboral, algunas predisposiciones genéticas y enfermedades pulmonares previas que hayan dejado alguna cicatriz en el pulmón; aunque más del 80% del cáncer pulmonar se da en pacientes que son fumadores o fueron fumadores recientes.

Aunque no existe una investigación concreta acerca del tipo de cáncer que afecta a los fumadores, de los distintos tipos que mencionamos en la pregunta número dos, (que se clasifican de acuerdo a las células que forman el tumor), las variedades *epidermoide* y *de células pequeñas* son las que se diagnostican con mayor frecuencia en fumadores. Tampoco se ha logrado determinar si el cáncer pulmonar es más agresivo una vez diagnosticado en personas fumadoras que en no fumadoras; o si se disemina más rápido si el paciente continúa fumando una vez conocido el diagnóstico.

En cuanto a la variedad de *adenocarcinomas* no se ha logrado identificar una relación directa que tenga un valor estadístico en relación con el tabaco. Desde un punto de vista estricto, **los fumadores tienen un riesgo hasta 20 veces mayor de padecer cáncer pulmonar** que los no fumadores; esto incrementa de acuerdo al número de cigarros que consuma cada persona y del tiempo que lleve fumando: Existe una relación directa que en medicina llamamos *efecto dosis-respuesta*, a mayor dosis, mayor riesgo.

Todo es cuestión de tiempo, el tabaco no provoca cáncer cuando se empieza a consumir, es cuando fumar se vuelve un hábito que se pone en riesgo la salud y mientras más tiempo lleva una persona fumando más riesgos corre; incluso, cuanto más temprano inicie con el hábito mayor será el riesgo, ya que algunos de los elementos cancerígenos contenidos en el humo del tabaco tienden a acumularse en el organismo y éste no los desecha fácilmente. Por ejemplo, una persona de 50 años que lleva 20 o 25 años fumando de una a dos cajetillas al día tiene un riesgo de hasta 60 veces más de desarrollar cáncer en comparación con una persona que nunca ha fumado.

Aunque dejar de fumar reduce considerablemente el riesgo de cáncer pulmonar, no lo elimina por completo, no es buena idea pensar «ya apagué el último cigarro de mi vida, ya no me va a dar cáncer», como las sustancias cancerígenas tardan en eliminarse del organismo y algunas de ellas se desechan hasta en cinco años, incluso un ex fumador sigue considerándose un paciente de riesgo durante **los siguientes cinco años después** de apagar el último cigarro. Algunas investigaciones incluso indican que el riesgo de padecer cáncer en un ex fumador nunca será tan bajo como el de una persona que jamás ha fumado.

Abandono del hábito y fumadores pasivos

También existen muchos estudios que evalúan el riesgo de cáncer en pacientes ex fumadores, muchos ponen como tope diez años para que un ex fumador iguale el bajo nivel de riesgo con el de un no fumador; sin embargo, otros son menos optimistas. Hay un estudio español que evaluó el riesgo de cáncer pulmonar en pacientes con más de

15 años sin fumar y, aún así, era tres veces mayor que en personas que jamás habían fumado. ¡Quince años! Sin mencionar otros que elevan el número hasta veinte años. Independientemente de los años que sean, un fumador siempre tendrá mayor riesgo que un no fumador.

Ahora ya estamos al tanto de los daños que puede sufrir alguien que fuma, pero quien no tiene ese hábito y se «fuma» involuntariamente el cigarro de otro es un fumador pasivo: Literalmente alguien que respira el humo del cigarro de los fumadores a su alrededor. **Un fumador pasivo también presenta un elevado riesgo de contraer cáncer pulmonar,** claro que este riesgo nunca será igual al del fumador activo, pero sí es mucho más alto que el de un no fumador. Un fumador activo tiene hasta un 80% de probabilidades de contraer alguna enfermedad relacionada por el tabaco, incluyendo el cáncer, mientras que un fumador pasivo tiene entre 20% y 30% de probabilidades.

Tampoco se trata de satanizar a los fumadores: Aunque un fumador pasivo corre cierto riesgo, no hay pruebas científicas de que el riesgo de contraer enfermedades relacionadas con el tabaco sea superior o igual al de un fumador activo. Aunque sí hay pruebas de que el humo «de segunda mano» (el que inhala un fumador pasivo), aunque sea en un porcentaje bajo, produce efectos similares a los del humo que se inhala directamente: Un fumador pasivo padece con más frecuencia problemas respiratorios, enfermedades cardiovasculares o incluso desarrolla una mayor posibilidad de desarrollar cáncer, que quien no está expuesto al humo de tabaco en ningún contexto. Algunos estudios han demostrado, por ejemplo, que las esposas de fumadores que están embarazadas (y son, por lo tanto, fumadoras pasivas), tienen más posibilidades de un parto prematuro. Otro ejemplo: En las universidades de Massachusetts y Colorado observaron una mayor frecuencia de linfoma felino (una especie de cáncer linfático) en gatos de fumadores, y en perros que vivían en un ambiente de humo de tabaco se detectó cáncer pulmonar.

En México ya existe una legislación antitabaco, que se aplicó primero en la ciudad de México, en el 2008, y ahora se aplica en todo del país. En general, la ley prohíbe el consumo de cigarros en lugares públicos cerrados (bares, discotecas, edificios públicos tanto federales como particulares) y lo permite en lugares públicos al aire libre o en zonas completamente aisladas, en las que se impide la entrada a menores de edad y se advierte a mujeres embarazadas.

Sustancias tóxicas y otros riesgos de cáncer

Desde mediados de 1990, por orden judicial del Departamento de Salud y Servicios Humanos de los Estados Unidos de América (USDHHS por sus siglas en inglés), se solicitó a la industria del tabaco una lista de las sustancias aditivas y conservadores que se aplican al tabaco, casi seiscientas; la lista fue aprobada, sólo que faltó un pequeño detalle, las sustancias se aprobaron **sin combustión**, es decir, sin fuego, y muchas cambian sus propiedades cuando se queman, convirtiéndose en potenciales agentes productores de cáncer.

Cuando inicia la combustión de un cigarro se crean entre 4000 y 5000 compuestos, muchos de ellos cancerígenos; presentamos una lista de los más importantes: nitrosaminas, plomo, benceno, formaldehidos, aminas aromáticas, cadmio, polonio, hidrocarburos, radón, independientemente de fertilizantes, anilinas y saborizantes. Es importante destacar que consumir menos de un gramo de estas sustancias al día provoca cáncer.

Hasta ahora hemos hablado del consumo de cigarros, pero hay otras formas de consumir tabaco como fumar puro o pipa, o masticarlo; ciertos estudios muestran que aunque el tabaco de este tipo de productos tiene la misma cantidad de sustancias tóxicas, incluyendo las cancerígenas, quienes los consumen corren menor riesgo de desarrollar cáncer de pulmón, aunque se incrementa el riesgo de desarrollar cáncer de labio, lengua y garganta.

En cuanto a la **mariguana**: Si bien su contenido de alquitranes (el *alquitrán* es una especie de resina presente en el tabaco) es mucho menor, muchas de las sustancias potencialmente tóxicas del humo del tabaco también se hallan en la combustión de mariguana. Algunos reportes médicos asocian el cáncer en garganta y boca con estas sustancias, con mayor frecuencia, incluso, que en el consumo de cigarros. Ahora, como el consumo de esta planta es ilegal, no ha sido posible realizar estudios relativos a su efecto relacionado con el cáncer.

> En donde sí se han efectuado estudios importantes ha sido en comunidades (de todo el mundo) cuya cultura y religión prohíben el uso del tabaco, en estos grupos la incidencia de cáncer pulmonar y otros tipos de cáncer asociados al tabaco es mucho menor que en el resto de la sociedad.

El pulmón no es el único órgano que puede desarrollar cáncer, existen otros órganos que pueden verse afectados, se menciona en algunos estudios que el tabaco es responsable hasta del 40% de todos los tipos de cáncer; en general, los más frecuentes se presentan en pulmones, lengua, faringe, laringe, aparato digestivo, páncreas, y vejiga urinaria.

Antecedentes genéticos y otros factores para desarrollar cáncer pulmonar

Ya establecimos cómo el tabaquismo actúa como el primer agente para desarrollar cáncer pulmonar (u otros tipos de cáncer), pero es importante revisar ciertas preguntas comunes al respecto, ¿por qué no a todos los fumadores les da cáncer pulmonar? ¿Por qué desarrollan cáncer pulmonar personas que jamás han fumado? Aquí entra un segundo factor: **La susceptibilidad individual**, esto es, la predisposición con la que nace un individuo, que lo hace más propenso a contraer diversas enfermedades como diabetes, enfermedades del corazón, presión arterial elevada, colesterol elevado y, según estudios más recientes, algunos tipos de cáncer. De hecho, el cáncer pulmonar es uno de los más estudiados en este momento.

Todas las células del organismo, menos los glóbulos rojos, tienen en su interior una estructura llamada **núcleo**, en el interior del núcleo se encuentran los **cromosomas**, que son los responsables de que cada célula derivada de la primera tenga las mismas características que su progenitora, esto se logra mediante la activación de los **genes**, partículas más pequeñas que se encuentran en el interior de los cromosomas. Los genes, a su vez, están constituidos por aminoácidos (sustancias microscópicas) que son los que definen las características de las células cuando se forman en grupos. Sin embargo, cualquier alteración en el acomodo de los genes, la deficiencia de algún aminoácido o la alteración de la estructura de éstos por agentes extraños, trae como consecuencia una enfermedad o la predisposición a la misma, ya que estas alteraciones en los genes pueden transmitirse de padres a hijos.

En nuestro organismo existen los oncogenes: genes capaces de originar cáncer; y genes de supresión tumoral: genes que combaten el cáncer. Los oncogenes hacen que un individuo sea más susceptible a desarrollar cáncer. También existen unas partículas llamadas protooncogenes, partículas anteriores a los oncogenes, que al ser estimuladas por sustancias cancerígenas, como el tabaco, se transforman en oncogenes y generan cáncer.

Los estudios de **variabilidad genética** —es decir que al mismo estímulo dos individuos responden en forma distinta— indican que:

- Actualmente, las mujeres tienen mayor riesgo de contraer cáncer pulmonar que los hombres.
- Los familiares de primera línea (hermanos e hijos) de pacientes que padecen o han padecido cáncer pulmonar pueden tener un riesgo más elevado de padecerlo.
- Si padres o abuelos de un fumador murieron de cáncer pulmonar este individuo tiene altas probabilidades de morir de lo mismo.

Sin embargo, aunque no existe una comprobación científica que apoye 100% la **predisposición genética**, muchas investigaciones médicas la toman en cuenta para determinar, mediante estudios de sangre, la presencia de algunas sustancias o biomarcadores, para determinar si los pacientes analizados son propensos a desarrollar cáncer.

La carencia de ciertas vitaminas, ya sea adquirida o de naturaleza genética, ha sido asociada con la aparición de cáncer pulmonar, en especial la vitamina A.

Otro factor importante, que en ocasiones tiene un origen genético, es la inmunidad: La disminución en los sistemas de defensa del organismo; sobre todo el tipo de inmunidad que se encarga de destruir las células que tienen un crecimiento desordenado (y provocan cáncer). También puede suceder lo contrario, es decir que el mismo cáncer disminuya los sistemas de defensa y así obtenga el potencial de diseminarse más rápido.

Además del tabaquismo y la predisposición genética, existen factores que pueden hacer a un individuo más propenso a desarrollar cáncer pulmonar. Estos factores pueden existir en su propio entorno o estar relacionados con su lugar de trabajo, como las exposiciones prolongadas a sustancias tóxicas.

Por ejemplo, hasta hace algunos años era frecuente usar asbesto para fabricar aparatos domésticos como estufas, calentadores o aire acondicionado, y en los recubrimiento de techos y paredes de casas; se observó que los trabajadores que tenían contacto con este material tenían un incremento en el desarrollo de un tipo de cáncer pulmonar que iniciaba en la pleura y posteriormente invadía el pulmón; a este tipo de cáncer se le nombró *mesotelioma*; el padecimiento fue más intenso en aquellos trabajadores que fumaban. Otras sustancias o químicos que se han relacionado con el aumento de cáncer pulmonar: Níquel, cromo, cloruro de vinilo, derivados del diesel o gasolina, hierro, berilio y éter. Y el cáncer pulmonar en este tipo de trabajadores expuestos (aun en los no fumadores) fue de cuatro a cinco veces mayor con relación a los no expuestos.

Quizá los enemigos (invisibles) que tienen mayor potencial para producir cáncer son las **radiaciones**. Aunque en términos prácticos todas las radiaciones tienen este efecto, la más conocida es el uranio; la presencia de cáncer pulmonar es hasta cinco veces mayor en los mineros de uranio no fumadores y se incrementa hasta diez veces más en los fumadores.

El radón, que también se libera durante la combustión del cigarro, es un producto que resulta de la desintegración natural del uranio: Un gas que no tiene olor ni color, pero puede concentrarse en ámbitos domésticos y convertirse en un potencial factor de riesgo para el cáncer.

Muchas veces escuchamos en los medios de comunicación que «Estamos en contingencia ambiental», y recomendaciones como «No utilice su coche» y «Que los niños no salgan al patio de recreo»; bueno, nada más atinado: Estas situaciones son factores que pueden incrementar el riesgo de cáncer, **el cáncer pulmonar es más frecuente en las áreas urbanas que en el campo.** Todos los motores, el de un coche, el transporte público, los sistemas de calefacción —incluyendo cualquier calentador de agua—, liberan dióxido de sulfuro como producto final de la combustión, esta sustancia es una de las más importantes productoras de cáncer.

Algunos otros componentes en la atmósfera que representan un riesgo (en mayor o menor medida, incluyen polvo de asfalto (chapopote), algunas partículas radioactivas y, en algunas regiones geográficas, la presencia de gas radón en su forma natural.

Si bien la contaminación ambiental, la vida en las grandes urbes, el uso de combustibles derivados del petróleo y las partículas radioactivas libres en el ambiente pueden ser un factor importante en el número de casos de cáncer pulmonar, **el tabaquismo es el principal factor determinante.**

Otras situaciones que pueden contribuir al desarrollo de cáncer pulmonar

Algunos tipos de cáncer pulmonar tienden a aparecer o a crecer en lesiones pulmonares antiguas, a estas formas de cáncer se les conoce como *cáncer de la cicatriz* y existen diversas teorías acerca de su formación o malignización, quizá una de las más certeras es que el tejido de la cicatriz, en su afán de repararse o regenerarse, tiende a un crecimiento anormal de sus células de reparación; otra hipótesis es que en algún momento algunas sustancias productoras de cáncer quedan atrapadas en la cicatriz ya sea dentro de las células de reparación o bien en algunos ganglios cercanos, y al recibir un estimulo, favorecen la aparición de cáncer. Una de las enfermedades más comúnmente asociadas a este tipo de cáncer es la tuberculosis.

También son factores de riesgo enfermedades que causan una inflamación crónica de los bronquios, como la **bronquitis crónica (una enfermedad muy frecuente en los fumadores),** en la cual el revestimiento que cubre a los bronquios (el epitelio) está tan inflamado que, en su afán por repararse, favorece el crecimiento anormal de las células y la tendencia a su malignización.

Otras enfermedades más raras incluyen algunas deformidades bronquiales, ya sea causadas por enfermedad o por defecto de nacimiento. Otras consisten en la inflamación total del pulmón y su reparación por medio de cicatrices, esta enfermedad se conoce como *fibrosis pulmonar.*

Es importante señalar que también se cuestiona el papel de los virus como generadores de cáncer, por ejemplo el virus del papiloma humano, como en el cáncer de cuello uterino; este virus también se ha relacionado al cáncer pulmonar, aunque de manera hipotética. Se propone que estos virus son capaces de penetrar las células y cambiar su ciclo de muerte y regeneración, favoreciendo un crecimiento desordenado y futura malignización.

¿CUÁLES SON LOS INDICADORES DEL CÁNCER DE PULMÓN?

Si BIEN EL CÁNCER ES UN ENEMIGO silencioso que en ocasiones causa síntomas hasta etapas muy avanzadas, debe ponernos en alerta la presencia de **tos con flemas** (en ocasiones sanguinolentas), **falta de aire y pérdida de peso** en un paciente de riesgo.

En medicina, la base para llegar a un diagnóstico es pensar en él cuando tenemos la sospecha de que un individuo puede ser víctima de este enemigo letal que es el cáncer (y estoy hablando de sospecha no de «corazonada»). **La sospecha debe estar basada en hechos:** En primer lugar, en una historia clínica que sea lo más completa posible, que analice los antecedentes familiares y personales del paciente, su ocupación, sus costumbres y adicciones (como el tabaquismo), sus síntomas al momento de acudir al médico, cuánto tiempo lleva con ellos, si ha notado algún cambio en su cuerpo, si los síntomas han cambiado su forma de vida, etcétera. Después pasamos a la exploración física: La segunda parte más importante para confirmar las sospechas de un médico, es decir, revisar completamente al paciente de «cabeza a pies» sin pasar por alto ningún detalle por mínimo que este sea.

Es necesario resaltar dos situaciones muy importantes. La primera es que es muy raro, por no decir que imposible, que se presente un paciente al consultorio (y esto lo digo por experiencia propia) y diga «doctor tengo 20 años fumando una cajetilla al día y quiero saber si tengo cáncer en el pulmón»; habitualmente se presentan cuando ya tienen entre cinco y ocho meses de síntomas relacionados con su enfermedad. La segunda es que hay otra razón para que este tipo de cáncer se diagnostique tardíamente en la gran mayoría de los casos: Hasta este momento no existe un estudio de laboratorio, rayos x o de otra naturaleza clínica que nos indique en forma temprana a quién «le va a dar» o quién está predispuesto (no a todos los fumadores les da).

El cáncer de pulmón, a diferencia del de próstata (que cuenta con un estudio de consultorio, el tacto rectal y con el antígeno prostático), del cáncer de mama (la autoexploración mamaria, la mastografía) o el cáncer de cuello uterino (el papanicolaou o la colposcopia) no cuenta con un estudio preventivo o de detección temprana.

Si, por ejemplo, hiciéramos radiografías de tórax a todos los fumadores de más de diez años (aproximadamente el 30% de la población fuma) los costos serían muy altos y, según reportes de los institutos de salud a nivel mundial, este estudio carece de valor tanto de pronóstico como preventivo, esto sin contar que el resto de estudios de detección son más caros, de ahí que la única manera de prevención sea incidir en el tabaquismo.

Ahora sí, entremos en materia: **El cáncer pulmonar es uno de los tumores con síntomas más variables y en ocasiones más agresivos en el terreno de la medicina,** el paciente clásico es una persona con edad promedio entre 50 y 60 años que describe síntomas con los que lleva entre tres y nueve meses; estos síntomas varían de acuerdo con varios factores: El tamaño del tumor y la parte del pulmón en que se encuentre; cuánto tiempo dejó pasar el paciente desde su primer síntoma hasta que acudió al médico; si el tumor está localizado o ya se propagó (ya sea a partir del mismo pulmón afectado o a distancia); y si ya presenta complicaciones.

El primer síntoma es la tos, sin embargo, es difícil que un fumador crónico no tosa; en estos casos el paciente visita al médico después de que observó cambios en la «calidad» de la tos, la describirá como una tos distinta a la habitual o a la de costumbre (más de la mitad de los fumadores tose), quizá esta sea más intensa, le casue más flemas, las flemas sean distintas, la tos le provoque falta de aire, etcétera.

La tos se provoca por el estímulo que el tumor ejerce sobre el bronquio (recordemos que es un tubo que lleva el aire a los pulmones) este tumor comprime al bronquio y el organismo lo detecta como un cuerpo extraño entonces lo trata de expulsar (la sensación es la misma de estar comiendo y que al tragar la comida se vaya «por otro lado»), como esto es imposible la tos es cada vez más intensa y difícil de controlar.

> La tos se encuentra presente en más de 75% de todos los tipos de cáncer pulmonar y hoy por hoy es el síntoma principal.

Otro síntoma que puede estar presente es la *expectoración* (expulsión de flemas), sin embargo, la gran mayoría de fumadores tienden a presentar aumento en la cantidad de flemas, alteraciones en las características de las mismas o iniciar con incapacidad para poder expectorarlas, estos datos deben de ponernos alertas, hay **algunos tipos de cáncer** (sobre todo los que provienen de las células productoras de moco) que se caracterizan por incremento en la expectoración.

Por otro lado, si el bronquio se encuentra tapado o bloqueado por el tumor, ya sea total o parcialmente, no es raro que las secreciones se acumulen y se infecten, dando como consecuencia expectoraciones con aspecto de pus (amarillo-verdosas) espesas, tampoco es raro que el paciente presente datos de infección incluyendo fiebre, aquí un dato que pudiera ser importante es que este tipo de procesos fácilmente pueden ser confundidos con neumonía (pulmonía), sin embargo, en ésta el proceso infeccioso es, en la gran mayoría, de los casos de recuperación muy lenta a pesar de antibióticos, estas alteraciones en la expectoración se presentan hasta en un 30% de los pacientes con cáncer.

En el mismo terreno de la expectoración, por causa de muchas enfermedades (principalmente las infecciosas) las flemas salen teñidas de sangre o son francamente sanguinolentas, lo que en medicina se llama <u>hemoptisis</u> o <u>expectoración hemoptoica</u>, este síntoma no se presenta sólo en cáncer pulmonar, pero su presencia deberá ponernos en alerta, sobre todo en pacientes de riesgo. La presencia de sangre en la expectoración nos indica que el tumor está lesionando un vaso sanguíneo, ya sea por cercanía o por crecimiento rápido.

Un síntoma que también puede aparecer en los pacientes afectados de cáncer pulmonar es la falta de aire rápida y progresiva (*disnea*), sin embargo, muchos fumadores dicen que este síntoma —también— es algo habitual para ellos, aunque un cambio en las características de este síntoma puede indicar que el tumor está comprimiendo los bronquios o está ocupando un lugar en el pulmón, lo que dificulta la entrada y salida del aire.

Cuando un tumor comprime ciertos nervios por su crecimiento anormal, sobre todo los localizados en la pleura, es frecuente la presencia de dolor: Éste se hace más intenso al respirar profundamente o al toser, difícilmente responde a analgésicos comunes y puede o no ser un síntoma constante, pero su presencia podría indicar el nivel de agresividad del tumor (la capacidad de invadir estructuras cercanas).

Si un tumor no ocluye totalmente el bronquio, cuando el aire entra y sale hace un ruido muy peculiar (como silbato) siempre del mismo tono, el paciente lo ubica siempre en el mismo lugar; no se modifica aun con el esfuerzo de tos más intenso: El término médico es <u>sibilancia monofónica</u>, que significa «silbido en un solo tono».

Hasta ahora hemos hablado de los síntomas locales que produce un tumor que afecta a un bronquio grande (de los bronquios centrales), pero qué pasa cuando estos tumores nacen o se forman en estructuras lejanas a los bronquios, aunque sea dentro del pulmón; este tipo de **tumores** se llaman **periféricos**. En la mayoría de los casos son hallazgos radiológicos casuales, es decir, cuando la radiografía de tórax fue tomada por otra causa, los síntomas que estos tumores producen son tardíos y más bien los provoca la invasión a estructuras cercanas al pulmón.

Dentro de los síntomas más comunes, en orden de frecuencia, el dolor en el tórax ocupa el primer lugar, puede tener su origen en la pleura o bien en las costillas; este tipo de dolor es tan intenso que en ocasiones impide la respiración, pues el simple hecho de respirar lo aumenta; este dolor puede reflejarse hacia el brazo o el hombro del mismo sitio.

Cuando el tumor es periférico y está en íntimo contacto con la pleura ésta puede protestar, igual que un ojo lagrimea cuando le cae una arenilla, así la pleura empieza a producir más líquido del habitual, provocando lo que en medicina se conoce como derrame pleural (acumulación de líquido entre el tórax y el pulmón). En un principio puede pasar desapercibido pero a medida que se acumula puede provocar falta de aire (disnea), ya que el líquido comprime el pulmón y dificulta su funcionamiento; esta manifestación requiere tratamiento especializado, lo que incluye un estudio de laboratorio del líquido acumulado y la extracción total del mismo para mejorar la función pulmonar. Un dato importante es que cualquier afección que involucre la pleura puede provocar como síntoma adicional tos, que siempre será seca, aumentará el dolor y provocará falta de aire.

Otros síntomas o datos adicionales al cáncer pulmonar

Algunas de los síntomas clínicos del cáncer pulmonar se deben a que éste, durante su crecimiento y procedimiento de invasión, estimula las células y las comprime, lo que provoca alteraciones en los órganos o sistemas cercanos (o estimulados) por estas mismas células.

A continuación trataremos de identificar los síndromes más importantes. Un síndrome está relacionado con un grupo de síntomas o signos clínicos que pueden corresponder a una enfermedad o estar presentes, *incluso aunque no se padezca la enfermedad.*

Los síndromes más importantes:

Síndrome de Horner: Se debe a la invasión o parálisis de un nervio que sale de la parte superior del tórax y que da función a algunas estructuras de la cara; cuando este nervio deja de funcionar, porque un tumor en la parte superior del tórax lo está comprimiendo, el paciente puede presentar hundimiento del ojo del lado afectado, (*enoftalmos*), caída del parpado (*ptosis palpebral*), incapacidad en los reflejos pupilares y disminución en la producción de sudor de la cara y el cuello.

Parálisis del diafragma: El nervio frénico se encarga de dar movilidad al diafragma; algunos tumores, debido a su crecimiento, comprimen o inflaman este nervio, lo que provoca incapacidad para los movimientos respiratorios y falta de aire; incluso, si el paciente ya tenía alguno de estos problemas, la parálisis puede empeorar.

Tumor del sulcus superior: El nervio laríngeo recurrente, que sale del lado izquierdo del tórax, se encarga del funcionamiento de las cuerdas vocales y de la función del habla. Cuando un tumor comprime este nervio, sobre todo si se localiza en la porción superior izquierda del tórax, en el lóbulo superior, el paciente presenta síntomas como ronquera continua o su voz cambia de tono.

Síndrome de vena cava superior: Esta vena se encarga de extraer la sangre que proviene de la cabeza, el cuello y parte de los brazos, y llevarla al corazón para ser oxigenada (la vena penetra en la parte superior del tórax). Cuando esta vena se encuentra comprimida por el crecimiento exagerado de un tumor, el drenaje de sangre sufre obstáculos, esto crea una serie de síntomas que van desde la hinchazón de cara y cuello, dolor de cabeza; la sudoración aumenta; las venas del cuello se hacen más gruesas y aparentes; también hay hinchazón y presencia de venas visibles en la parte superior del tórax y los brazos; puede presentarse una gran hinchazón alrededor de la tráquea y sobreviene dolor en tórax y dificultad para respirar. Debemos mencionar que este síndrome es una de las pocas urgencias oncológicas, porque si no se trata adecuadamente (con radiación) la vida del paciente corre peligro.

Manifestaciones por invasión tumoral: Algunas de las estructuras próximas a los pulmones también pueden verse afectadas por la presencia cercana de una tumoración; una de estas es el pericardio (estructura en forma de capa o membrana protectora del corazón). Una de las manifestaciones por invasión tumoral es que el pericardio empiece a producir más líquido del habitual (el mismo mecanismo que en el derrame pleural), comprimiendo el corazón, lo que le provoca incapacidad para bombear la sangre al resto del organismo. Esta es otra urgencia oncológica que requiere de tratamiento inmediato, ya sea sacando el líquido por punción (con una aguja) o bien quirúrgicamente.

Los tumores cancerosos en tórax: Éstos también pueden tener un crecimiento desordenado a partir del lugar donde se originan. Si uno de estos tumores nace y crece justo en medio del tórax (en la tráquea o algún bronquio principal) muy pronto se presentarán síntomas como dificultad para la entrada del aire. Es importante señalar que los pacientes que son fumadores crónicos también tienen problemas para respirar, pero en su caso lo que se dificulta es la salida del aire; de ahí que cuando un paciente tiene dificultad para introducir aire hay que pensar que algo está obstruyendo su entrada.

Por último, existen tumores torácicos muy agresivos, que no solamente afectan el aparato respiratorio, sino que podrían perjudicar estructuras cercanas a él, como el esófago: Puede llegar a perforarlo o desarrollar una comunicación entre la tráquea y el esófago (fístula); esto impide que el paciente pueda comer, porque parte del alimento pasa involuntariamente al aparato respiratorio, lo que presenta síntomas severos e inclusive datos de asfixia.

Síntomas a distancia

Hasta ahora hemos visto manifestaciones o síntomas que puede provocar el cáncer pulmonar en el sitio donde se encuentra localizado, pero también es importante dar a conocer las manifestaciones que esta enfermedad puede causar a distancia: La *enfermedad metastásica*; algunos de los síntomas pueden presentarse antes que las manifestaciones locales del tumor, los órganos involucrados por orden de frecuencia son:

Cerebro: Cuando un tumor manda siembras a distancia y el cerebro es el órgano afectado pueden provocar varios síntomas: Primero, el tumor es un cuerpo extraño que ejerce un efecto sobre el cerebro, aumentando la presión intracerebral (el cerebro se encuentra herméticamente cerrado y no tiene espacio para invitados); este aumento en la presión cerebral se manifiesta por síntomas a veces difíciles de identificar, como vómitos severos sin náusea, dolor de cabeza que no cede con analgésicos habituales, desorientación, mareos al mover la cabeza, parálisis o disminución en la fuerza de alguna parte del cuerpo, visión doble y hasta alteraciones en el habla. Estas manifestaciones aparecen aproximadamente en un 25 % de los pacientes.

Hueso: Cualquier hueso de nuestro organismo puede verse involucrado por siembras de cáncer pulmonar; los síntomas son, más que otra cosa, referentes al dolor: Éste es intenso, poco sensible a los analgésicos habituales y en ocasiones hasta pudiera existir pérdida de la función de las estructuras afectadas. Es posible que haya fracturas espontáneas de los huesos afectados (en medicina las llamamos *en terreno patológico*) y que no tienen relación directa con golpes o caídas.

Médula ósea: Ésta pierde la función para la cual fue diseñada: Creación y destrucción de los elementos sanguíneos (glóbulos rojos y blancos); si la médula ósea es invadida podemos encontrar disminución o ausencia de algunos elementos sanguíneos como glóbulos blancos y rojos.

Las glándulas suprarrenales: Situadas arriba de los riñones, en ocasiones pueden llegar a ser el primer sitio de invasión tumoral a distancia del cáncer pulmonar; cuando estas glándulas son invadidas en forma conjunta (es decir, las dos) aparece una enfermedad llamada *Addison*, que se caracteriza por alteraciones en el tono de la piel, presión arterial baja, fatiga crónica, pérdida de peso y alteraciones digestivas como náusea, vómito, diarrea o estreñimiento; en algunos casos puede haber fiebre.

Hígado: Es el laboratorio de nuestro organismo, es el encargado de desintoxicar muchas sustancias que nosotros producimos y otras que ingerimos, por lo tanto, una invasión tumoral a este órgano trae como consecuencia alteraciones en su función: Se acumulan sustancias tóxicas en nuestro organismo y se experimenta pérdida de apetito, coloración amarillenta de ojos y piel; y, aunque no se siente dolor, el hígado crece indebidamente.

Crecimiento de ganglios generalizado: Todo nuestro organismo cuenta con un sistema de limpieza de elementos tóxicos o nocivos, el sistema principal con el que contamos es el linfático, que se encarga de recoger todas las impurezas del cuerpo y llevarlas a unos depósitos llamados ganglios linfáticos; pues bien, cuando nuestras células protectoras detectan la presencia de células de crecimiento desordenado (cáncer) ellas mismas se encargan de comérselas y de llevarlas a los ganglios, sin embargo, si el tamaño o el crecimiento del tumor es mayor a la capacidad de estas células de limpieza, los depósitos se saturan y crecen indebidamente, a esto le llamamos en medicina *linfadenopatía*, que quiere decir crecimiento exagerado de ganglios linfáticos, y lo podemos observar en cuello, axilas e inclusive en ingles, son estructuras redondas, no móviles y algo muy peculiar, «no duelen».

Si el tumor pulmonar crece hacia atrás, es decir, en dirección a la columna, puede provocar la destrucción de ésta y traer como consecuencia alteraciones medulares que pueden ir desde alteraciones en la percepción de calor y dolor (más intenso o más leve) hasta verdaderas parálisis.

Síndromes paraneoplásicos

Ya definimos lo que es un síndrome, pues bien, en el cáncer pulmonar existen unos síntomas o manifestaciones clínicas que puede ser una expresión temprana del tumor, los síndromes paraneoplásicos o síndromes que acompañan al cáncer. La mayoría de las veces no son síntomas que vengan del aparato respiratorio, sino que pueden semejar otra enfermedad; en ocasiones, se presentan antes de que el tumor dé molestias a nivel del aparato respiratorio, por eso hay que tenerlos presentes ya que por un lado nos permitirán, al menos en ocasiones, identificar en forma temprana el tumor, es decir, cuando éste pueda ser retirado en su totalidad; otras veces, por el contrario, pueden representar complicaciones graves en el proceso de evolución de la enfermedad.

Quizá las primeras manifestaciones que vemos se refieren al aspecto exterior del paciente: Empieza a perder peso, el paciente lo ve como un adelgazamiento que no tiene explicación, a esta manifestación se le llama *caquexia* o *síndrome de consumo*; hay pérdida del apetito, el paciente se siente cansado y no tiene ganas de realizar sus tareas diarias. Estos tres síntomas acompañan a más de un tercio de los enfermos con cáncer pulmonar, los músculos cada vez se hacen más flácidos y no es raro que en estas etapas pudiera también haber fiebre, lo que hace que el médico muchas veces se confunda en el diagnóstico y pierda tiempo buscando otras causas principalmente infecciosas, búsqueda que a veces retrasa considerablemente el diagnóstico definitivo.

Existen otras manifestaciones por fuera del pulmón que pudieran también ponernos en alerta sobre la posibilidad de cáncer:

Manifestaciones asociadas a los huesos o tejidos de soporte del organismo: La más común es la *Acropaquía*, «dedos en palillo de tambor» o «hipocratismo digital», los tres nombres se refieren a la misma manifestación, consiste en una curvatura anormal de las uñas con un abultamiento de las mismas, dando la impresión precisamente de los palos con que se tocan los tambores, esto no da molestias, no duele, a veces ni el mismo paciente se da cuenta del cambio, sin embargo, esta deformidad no sólo aparece por el cáncer pulmonar, también algunas enfermedades cardiacas, del hígado o del pulmón (no cancerosas) la pueden causar.

Osteoartropatía pulmonar hipertrófica: Este nombre raro

quiere decir, en términos prácticos, que es una alteración que se caracteriza por un engrosamiento de los huesos, sobre todo de las piernas y brazos, este engrosamiento se acompaña de dolor; a veces es confundido con alguna enfermedad reumática, en ocasiones los tejidos que se encuentran bajo la piel también sufren engrosamiento, por ejemplo, en la cara las arrugas se hacen más visibles, existe una coloración rojiza en cara y brazos y una sudoración excesiva.

Síndromes endocrinos: Aproximadamente, el 15% de los pacientes puede presentar síntomas o manifestaciones que indican que alguna de las glándulas de nuestro organismo (y son muchas las glándulas que tenemos) se encuentra afectada. Uno es el incremento de calcio (*hipercalcemia*) y la disminución de fósforo (*hipofosfatemia*) en nuestro organismo: Estas dos sales son esenciales para la vida y la buena función de muchos órganos. Su desequilibrio puede deberse, en primer lugar, a que el tumor se implantó en los huesos y modifica el calcio en ellos; o bien, a que el tumor produce una o varias sustancias, similares a las que naturalmente realizan esta función para mantener los huesos con su forma habitual. Cuando este síndrome se presenta por metástasis, no suele haber otros síntomas agregados, únicamente hay dolor; sin embargo, cuando el tumor es el encargado de producir estas sustancias se pueden presentar otros síntomas como estreñimiento, náuseas, vómito, desorientación (e inclusive hasta un coma), con un aumento considerable en la producción de orina y la consiguiente deshidratación.

Síndrome de secreción inadecuada de hormona antidiurética: Tenemos en el organismo una hormona que se encarga de regular la cantidad de orina y su composición, esta sustancia es producida normalmente por una glándula; sin embargo, algunos tipos de cáncer —sobre todo el pulmonar— producen esta hormona de forma anormal, lo que tiene como consecuencia este síndrome. El paciente inicia con retención de líquidos, es decir, se hincha, su sangre se hace más delgada porque existe más líquido dentro de su organismo, la orina se hace más espesa, algunas sales como el sodio disminuyen y el paciente presenta vómitos, estado mental alterado, náuseas y, en ocasiones, puede llegar al coma. Hasta el momento, podemos decir que esta alteración es la más frecuente en el cáncer de pulmón.

Síndrome de Cushing: Cuando oímos hablar de la cortisona nos imaginamos una sustancia tóxica, casi un veneno, sin embargo, las glándulas suprarrenales (dos glándulas situadas arriba de los riñones) producen cortisona diariamente, porque es necesaria para múltiples funciones del organismo, por ejemplo: La regulación de sales como sodio y cloro (ambas son sustancias vitales, también). Algunos tumores, pero principalmente el cáncer pulmonar, producen una sustancia similar al cortisol, causando los efectos que el exceso de esta sustancia produce: Aumento del azúcar dentro del organismo, baja de potasio y de cloro; si estas alteraciones no se controlan, pueden sobrevenir complicaciones que ponen en riesgo la vida del paciente.

Ginecomastia: Esta alteración consiste en el crecimiento excesivo de las glándulas mamarias, en especial en los varones; aunque ésta es una manifestación rara, se debe a la producción de una sustancia similar a la que producen las mujeres en el embarazo (*gonadotrofinas*), si además el paciente presenta *dedos hipocráticos* (los dedos en palillo, que mencioné en páginas anteriores) o alteraciones óseas, el médico deberá estar alerta por si se detecta la presencia de cáncer pulmonar.

Producción de calcitonina: La hormona que se llama calcitonina se encuentra normalmente en un ser humano sano, su función es favorecer la remodelación y la producción de hueso o la destrucción del mismo; en términos prácticos, actúa sobre los niveles de calcio del organismo. Pues bien, algunos tumores pulmonares tienen la peculiaridad de producir calcitonina, esto provoca que los niveles de calcio disminuyan y, por consecuencia, la falta de calcio causa alteraciones como calambres y rigidez muscular, entre otras.

Producción de serotonina: Algunas células dentro de nuestro organismo producen sustancias que deberían de estar presentes sólo en reacciones alérgicas, como la serotonina, que es la responsable de que el paciente se ponga rojo, que presente vómitos y diarrea, además de sensaciones de calor (bochorno). Algunos tumores pulmonares producen serotonina, esto provoca los mismos síntomas, sin que haya en realidad ninguna reacción alérgica.

Glucagon: La diabetes es un cuadro que se caracteriza por la elevación de los niveles de azúcar dentro de la sangre y sus efectos pueden llegar a ser graves, inclusive hasta mortales, esta «subida de azúcar» se debe a la falta de insulina, una sustancia que produce el páncreas. Algunos tumores pulmonares inhiben la insulina, mediante la producción de una hormona llamada *glucagon* que se encarga de desactivarla; por eso, si hay una elevación inexplicable en los niveles de azúcar, debemos ponernos alerta.

Tromboflebitis migratoria: El cáncer pulmonar no solamente presenta alteraciones orgánicas como las que mencionamos en párrafos anteriores, también ataca o estimula otros órganos como el sistema circulatorio y, sobre todo, ataca a la sangre provocando estados en los cuales la calidad o cantidad de los elementos que la forman se modifican, sobre todo los que permiten que la sangre coagule adecuadamente; por ejemplo, las venas se inflaman con dolor y presencia de coágulos en su interior; estas venas inflamadas cambian de sitio, pueden estar en una pierna un día, a la semana siguiente en un brazo, luego otra pierna; tienen la particularidad de ceder espontáneamente.

Coagulación intravascular diseminada: En otras situaciones puede no existir inflamación de las venas sino solamente la formación de coágulos en su interior; en ocasiones estos coágulos se depositan incluso dentro del corazón y de ahí son enviados a otra parte del organismo (cerebro, riñón, piernas), esto provoca lo que se conoce como *embolia*. Una situación que podría ser grave es que de un momento a otro la sangre empezara a coagularse en todo el organismo y éste, por defenderse, tratara de destruir esos coágulos, este fenómeno de formación y destrucción de coágulos puede traer como consecuencia hemorragias inexplicables y la aparición de anemia; aunque es una situación rara, puede desencadenarse por la presencia de cáncer pulmonar.

Anemia hemolítica: Los glóbulos rojos tampoco están libres de verse afectados por este enemigo, en ocasiones el tumor libera sustancias que pueden destruirlos, lo que da como consecuencia anemias severas.

Púrpura: Unas de las células que nos ayudan a que la sangre coagule bien son las plaquetas: Intervienen directamente en la coagulación efectiva de la sangre, por consecuencia, una disminución en su producción traerá sangrados frecuentes y sin causa aparente; de esta disminución de las plaquetas los primeros datos serían la aparición de «moretones» en varias partes del cuerpo, sin que el paciente recuerde haber sufrido algún golpe o lesión en el sitio donde aparecen. En cuanto a los glóbulos blancos, que también pueden verse afectados, al contrario de las plaquetas pueden producirse en forma exagerada, provocando cuadros similares a leucemias.

Afectación de los músculos: Dentro de otras manifestaciones de origen tumoral se encuentran aquellas que afectan a los músculos y los nervios, son síntomas que pueden afectar a un solo musculo, a un grupo de ellos o a todos los músculos del organismo. Estos síntomas suelen acompañarse de dolor y desaparecer espontáneamente o cuando el manejo del tumor canceroso ha sido efectivo.

Neuropatía periférica: Hay situaciones en las cuales el paciente sufre de dolores en varias partes del organismo, dolores que no se resuelven con analgésicos habituales, comúnmente siguen la trayectoria de algunos nervios, principalmente en piernas y brazos. Estos síntomas se deben a inflamación de los nervios de esta región del cuerpo. La neuropatía periférica, por sí sola, puede manifestar la presencia de cáncer pulmonar.

Afectación del cerebro: El cerebro y todas sus estructuras también podrían resultar afectadas: Puede haber alteraciones en el equilibrio, en la forma de andar, de hablar, disminución progresiva en la falta de concentración, alteraciones inexplicables en la conducta o forma de pensar del paciente pueden ser datos de la presencia de un cáncer oculto.

Acantosis nigricans y dermatomiositis: Con menor frecuencia la piel puede verse afectada, el dato más frecuente es el cambio de coloración de axilas e ingles, que se tornan más oscuras que el resto del cuerpo; la piel también puede volverse más áspera y dura.

Disfunción renal: En un porcentaje muy pequeño el riñón también puede presentar manifestaciones y dejar de funcionar adecuadamente, mostrando insuficiencia en su funcionamiento.

Todas estas situaciones que aparecen a veces sí y a veces no, de forma espontánea y sin evidencia de una enfermedad que les esté dando origen pueden ser la manifestación de cáncer de pulmón; sin embargo, es importante para el médico y el paciente agotar primero todos los recursos de estudio para tratar de identificar la causa que les está dando origen; no pueden descartar a la ligera que sean manifestaciones de cáncer pulmonar.

Bases para el diagnóstico de cáncer pulmonar

La base principal del diagnóstico de cáncer pulmonar es la sospecha, que se basa sobre todo, en una buena revisión clínica del paciente; esto incluye, claro está, la historia clínica, la cual se compone de dos partes: El interrogatorio intensivo y minucioso del paciente y una buena exploración física, los datos y el análisis de ésta nos permitirán identificar si el paciente es una persona de riesgo o si ya tiene cáncer pulmonar. En muy pocos casos la simple historia clínica y la exploración general del paciente nos darán una certeza diagnóstica. Para ser sincero, confieso que ningún caso de cáncer pulmonar (a menos que se trate de una mera coincidencia) se realiza con la sola historia clínica; muchos datos de la exploración del tórax pueden ser similares en varias enfermedades respiratorias benignas, algunas pudieran ser orientadoras (dedos hipocráticos, derrame pleural, presencia de ganglios crecidos, etcétera) pero es necesario valerse de estudios auxiliares para llegar a un diagnóstico de certeza y así poder ofrecer una tratamiento efectivo al paciente y emitir un pronóstico.

Los síntomas y signos como tos, expectoración con sangre, adelgazamiento, pérdida de peso, fiebre, falta de aire, dolor en el tórax no son específicos para diagnosticar cáncer pulmonar, algunos pacientes pueden tener un cáncer avanzado y no tener ninguno de estos síntomas.

En la mayoría de los casos la ruta diagnóstica se basa en una historia clínica que coincida con la aparición de cáncer, sobre todo si éste es un paciente de riesgo, por ejemplo: Fumador, mayor de 45 años, una radiografía con la presencia de una lesión sospechosa. De ahí se pasa a los estudios de corroboración del mismo y a valorar las condiciones generales del paciente y las posibilidades de ofrecer un tratamiento adecuado.

Los médicos iniciamos con las pruebas generales para conocer el estado que guarda el paciente:

- **Historial clínico** completo y exploración física minuciosa, con especial interés en los datos clínicos que mencionamos en párrafos anteriores.
- **Estudios de sangre** que incluyan biometría hemática, la cual nos determinara su estado en cuanto a anemia, aumento o disminución de glóbulos blancos y conteo de plaquetas.
- **Química sanguínea completa**, que nos permitirá determinar si existen algunas alteraciones metabólicas, sobre todo conocer sus niveles de calcio, fósforo, función del hígado, glucosa, cloro y sodio.
- También podemos averiguar, adelantándonos un poco, cómo se encuentran las funciones cardiacas y respiratorias. Por eso es muy importante realizar un **electrocardiograma** y unas pruebas de función pulmonar, así como una evaluación de su estado de

oxigenación, para evaluar su tolerancia a estudios más específicos que requieran una buena reserva cardiopulmonar (es decir, si el corazón o el pulmón son capaces de resistir algunos tipos de estudios).

- **Pruebas de coagulación,** ya que muchos estudios para corroborar cáncer requieren que se retire un poco de tejido (biopsias) y es importante verificar que el paciente tenga una coagulación adecuada para evitar que sangre.

Pero empecemos por lo más simple, en el estudio de las enfermedades respiratorios, incluyendo el cáncer pulmonar, no debe faltar lo siguiente:

La radiografía de tórax: Es un estudio que deberá realizarse en dos posiciones, primero los rayos x entran por la espalda (radiografía postero-anterior) y luego de lado (radiografía lateral), con estas dos posiciones podemos visualizar hasta el 95 % de las estructuras pulmonares y detectar una anormalidad casi en el 90 % de los casos. Hablamos de **anormalidad** cuando nos enfrentamos a lesiones sospechosas, existen otro tipo de imágenes como la ausencia de aire en una región del pulmón (*atelectasia*) que puede indicar la obstrucción del bronquio que lleva aire a esa región: La obstrucción apunta a un tumor, aunque cabe aclarar que esta obstrucción bronquial puede deberse a otras causas; o bien un aumento en el tamaño de las regiones cercanas al corazón (hilio) que puede indicar el crecimiento de ganglios en ese sitio.

Lesiones que se pueden hallar gracias a una radiografía:

Nódulo pulmonar: Es la primera lesión con la cual nos enfrentamos, habitualmente es una hallazgo radiológico casual, sin embargo, más de un tercio puede corresponder a cáncer. El nódulo pulmonar es una lesión circular (menor de tres centímetros), no tiene bordes definidos, es decir, es irregular (de hecho, se parece a una palomita de maíz), el pulmón que la rodea da la impresión de estar sano y, en muy contadas ocasiones, podemos observar cómo se proyectan algunas venas o arterias pulmonares hacia su interior.

Masa pulmonar: La podemos encontrar en segundo lugar, es la presencia de una lesión mayor de tres centímetros que ocupa el territorio del pulmón. Tiene una conformación irregular pero su apariencia es uniforme en la mayoría de los casos, aparece en cualquier parte del pulmón, aunque su ubicación más frecuente es central.

Otras lesiones: Imágenes de otro tipo en la radiografía de tórax pueden indicar la presencia de neumonía o algo que es muy similar; sin embargo, a diferencia de éstas que desaparecen en seis semanas cuando mucho, las imágenes relativas a cáncer persisten, pueden localizarse en varios sitios de los pulmones y, si se relacionan con un cuadro clínico que no indique infección, la sospecha puede crecer.

Cavitación pulmonar: Muchos de los tumores pulmonares crecen tan rápido que en su interior se quedan sin nutrición y mueren; en la radiografía de tórax las imágenes parecen cavidades, es decir, son imágenes circulares llenas de aire sin pulmón en su interior, de ahí su nombre.

Imágenes del tumor: Si el tumor pulmonar es muy agresivo o de crecimiento rápido puede dar tres tipos de imágenes:

- La presencia de múltiples **nódulos** diseminados en ambos pulmones.
- Si el tumor crece hacia el tórax puede destruir estructuras torácicas vecinas, en particular las costillas, que se ven en la radiografía como **lesiones irregulares** en los huesos de las costillas mismas o de la columna vertebral.
- Cuando el tumor crece en forma muy central puede bloquear algunos de los sistemas de drenaje del pulmón, lo que provoca un **estancamiento de líquido**. Radiológicamente se traduce como un aumento en las imágenes de los vasos pulmonares.

Crecimiento de ganglios: El mediastino, esa porción que identificamos como la parte media entre los dos pulmones, también se ensancha o se agranda por la presencia de crecimiento de ganglios linfáticos cercanos al tumor.

Paralización de diafragma: Los diafragmas pueden paralizarse (en páginas anteriores lo mencionamos) y en la radiografía no es raro ver que uno está más alto que otro, lo que indica parálisis.

La pleura: La membrana que recubre los pulmones también sufre con la presencia del cáncer pulmonar y hasta 15% de los tumores pulmonares provocan derrame pleural, esto en la radiografía se puede observar como una opacidad en la porción inferior del pulmón afectado.

Atelectasia: Algunas otras lesiones, como la obstrucción bronquial, pueden identificarse como la ausencia de aire en el territorio del bronquio obstruido.

En fin, los datos radiológicos en la placa simple de tórax son muchos y muy variados, algunos pueden pasar desapercibidos en ocasiones, otras veces pueden semejar alguna otra enfermedad, otros sí pueden orientarnos; por eso, **la radiografía de tórax es un instrumento invaluable** para reafirmar nuestra sospecha de cáncer pulmonar, pero nunca será un estudio definitivo para la confirmación del mismo. Por eso, cuando tenemos imágenes sospechosas en una radiografía convencional nos apoyamos en otros estudios más complejos:

Tomografía axial computarizada: Este es un estudio radiológico más complejo, que debería de ser obligatorio para todos los pacientes con cuadro clínico y radiografía de tórax convencional sospechosa de cáncer pulmonar. Es importante mencionar que, por su costo, no se encuentra al alcance de todos los pacientes, pero todas las instituciones de salud de segundo y tercer nivel (es decir, aquellas que tienen servicios médicos de especialidad) cuentan con este estudio o con las capacidades para poder transferir al paciente a una unidad que cuente con el equipo necesario para realizarlo.

Las aplicaciones de este estudio son muy variadas: Se aprecia el tamaño del tumor; la presencia de circulación en su interior; cómo afecta a las estructuras vecinas; si existen posibilidades de benignidad (aunque se aprecie de forma apenas aproximada); si existen siembras del mismo tumor a estructuras vecinas o a distancia; la presencia de ganglios linfáticos; y la posibilidad de operar o intervenirlo de otra manera, para determinar el tipo de tumor al que nos estamos enfrentando.

Broncoscopia: Una vez que se localizó el tumor y se vio su extensión, quizá lo más importante es diferenciar si es maligno o benigno. Y, si es maligno, que tipo de tumor es; para esto es necesario tomar una muestra del tumor, aquí es donde la broncoscopia juega un papel muy importante. Existen dos tipos de broncoscopia, la rígida y la flexible. La primera ya casi no se practica.

Broncoscopia flexible: Se introduce una cámara que nos permite ver a distancia, conectada a un tubo de fibra óptica; este tubo puede llegar hasta lugares lejanos en el pulmón y tomar muestras del tejido afectado y sospechoso. También cuenta con una unidad que se llama *canal de trabajo*, mediante el cual se introducen unas pinzas que toman las muestras necesarias del tejido que se va a estudiar.

La broncoscopia permite ver directamente el tumor, si es que éste se encuentra en las regiones centrales de los bronquios, su extensión, el grado de irrigación sanguínea, a qué distancia está de la tráquea. Y permite verlo con un criterio quirúrgico, es decir, entre más lejos está de la tráquea es más operable y será *resecable* (retirado en su totalidad).

Además, con la broncoscopia podemos realizar otro tipo de procedimientos:

• Una biopsia directa de la tumoración: Se usan unas pinzas para biopsia y así se obtiene un resultado prácticamente inmediato.
• Si el tumor no es visible se puede introducir una aguja especial por el canal de trabajo, aspirar una parte del tumor y mandarla a estudio.
• Si el tumor no es visible pero se localiza mediante una tomografía, se puede introducir un cepillo (como un cepillo de dientes pequeñísimo) y arrastrar algunas células del sitio afectado para luego estudiarlas.
• Después de que se realizó el cepillado se puede

introducir solución y lavar ese bronquio, con este procedimiento, *lavado bronco alveolar*, se obtienen más células y se aumentan las posibilidades diagnósticas.

- Se extirpa con láser un tumor que obstruya totalmente un bronquio, para intentar mantenerlo permeable, es decir, libre para mejorar la ventilación del pulmón.

Después de esta enumeración, podría parecer que la broncoscopia es un estudio simple, pero esa es una falsa impresión: Es importante tener presente que es un estudio que conlleva cierto grado de riesgo. En primer lugar, el paciente tiene que estar en orden en cuanto a sus pruebas de coagulación; tiene que ser capaz de soportar una anestesia parcial (sedación) y deberá ser capaz de soportar períodos de oxigenación baja. Por eso, pacientes con oxigenación deficiente, alteraciones en la coagulación o en el sistema nervioso, baja reserva respiratoria, que impidan una sedación adecuada no son candidatos para que se les practique una broncoscopia o, en caso de que sea imprescindible practicarla, el paciente y los familiares deberán de estar enterados del riesgo.

Y hay que tomar en cuenta que existen las complicaciones, incluso en un paciente ideal, desde sangrado menor hasta franca hemorragia, arritmias, insuficiencia respiratoria, y espasmo bronquial.

Estudio histopatológico: Es decir, el estudio de las células que se realiza mediante el microscopio.

Citología: Se refiere al estudio de las células mediante un microscopio: La forma que tienen, su grado de madurez, si existen en ellas algunas alteraciones que hagan sospechar o —de plano confirmen— la presencia de malignidad. Este estudio es el procedimiento diagnóstico más simple y quizá el que se realiza con mayor frecuencia (por su bajo costo y la facilidad para obtener la muestra).

Es importante mencionar que no todos los tipos de cáncer pulmonar dan citologías positivas (es decir, que diagnostiquen cáncer), para esto es necesario que el tumor deseche o descame células continuamente. Por otro lado también es importante que el médico que vea estas células esté familiarizado con este procedimiento, en pocas palabras, que tenga experiencia, ya que una mala interpretación traería consecuencias; además en esa interpretación se basa la decisión de realizar más estudios o dejarlos de hacer.

Hasta 2007, en algunas regiones del mundo, se efectuaban estudios citológicos a todas las personas que se consideraba en riesgo de padecer cáncer de pulmón, técnica que fue desechada por carecer de efectividad preventiva. Actualmente sólo se realiza en aquellas personas en las que se sospecha la presencia de cáncer.

El procedimiento es muy simple: Se requiere que el paciente expectore, que esté seguro que la expectoración proviene de sus pulmones (es decir que no sea saliva), la muestra más efectiva es la primera expectoración en la mañana, esta muestra se recoge en un recipiente limpio que contenga alcohol al 50%, para que las posibilidades de diagnóstico sean mejores deben de ser por lo menos tres muestras en tres días consecutivos.

- Las posibilidades de diagnóstico aumentan cuando este procedimiento se realiza después de una broncoscopia.
- El cáncer de tipo *epidermoide* es el que da células positivas con mayor frecuencia.

- Estos mismos estudios citológicos se realizan en las muestras obtenidas en una broncoscopia, y se analiza el líquido que en ocasiones se drena de la pleura (o del derrame pleural), cuando este líquido se encuentra fuertemente asociado a la presencia de cáncer pulmonar.

Punción pulmonar con aguja fina

Este procedimiento puede llevar a un diagnóstico. Se realiza cuando la tumoración se encuentra en un lugar del pulmón al que no puede llegar el broncoscopio, por ejemplo, si es muy periférico o (como sucede a veces) casi está en contacto con las costillas. Una vez que está localizada la tumoración por medio de radiografía o tomografía, se introduce una aguja fina entre las costillas, de diámetro milimétrico, conectada a una jeringa, para llegar al interior del tumor mismo y aspirar material celular. El producto obtenido se manda a estudio citológico.

Mientras más grande sea la tumoración y más cerca de la pared del tórax se encuentre, más posibilidades tenemos de llegar a un diagnóstico; sin embargo es un estudio que puede traer complicaciones, la más frecuente es el *neumotórax*: Cuando penetra aire en el tórax, entre el pulmón y las costillas, y hace que el pulmón se colapse (se haga pequeño) y deje de funcionar adecuadamente, ya que este aire impide su movimiento normal. La mayoría de veces es una complicación simple y se resuelve espontáneamente; en otras, hay que extraer ese aire y recuperar la función pulmonar. Otra complicación sería el sangrado, aunque es muy raro y casi siempre mínimo, así que se resuelve espontáneamente.

Muchas veces existen ganglios crecidos bajo la piel en los pacientes con cáncer pulmonar, algunos de ellos se pueden palpar en el cuello, en este caso la punción con aguja fina también puede resultar útil.

Así como para el estudio citológico de expectoración que mencionamos anteriormente, el médico que interpreta este material obtenido por punciones deberá de ser un médico experimentado.

Biopsia

Es el procedimiento que nos puede dar un diagnóstico de cáncer pulmonar con mayor certeza, aquí no sólo se trata de analizar células aisladas, se analiza un trozo (aunque sea milimétrico) de tejido pulmonar sospechoso de cáncer. Puede ser desde una biopsia tomada a partir de una broncoscopia hasta la que se realiza en un quirófano mediante una toracotomía (que consiste en abrir el tórax); con esta última, las posibilidades de diagnóstico llegan casi al 100%, sin embargo, es el estudio que mayor riesgo lleva de todos, ya que es una cirugía mayor, requiere de anestesia general y, sobre todo, de que el paciente tenga una buena reserva pulmonar y cardiaca, para que pueda soportar el procedimiento; además, se requiere de la habilidad de un cirujano de tórax y de un buen equipo anestésico.

Muchas veces, durante la biopsia se puede explorar el mediastino (la parte central del tórax) y determinar la presencia de ganglios que indiquen la siembra del tumor (o metástasis). En ocasiones, hasta se puede tomar una biopsia de los ganglios. Otro punto importante durante la biopsia es determinar qué tan resecable podría ser el tumor o, si no es posible extraerlo, determinar su extensión.

Hay otro tipo de estudios para corroborar la extensión de un tumor (que no vamos a detallar en este espacio), uno de ellos es la <u>mediastinoscopía</u>, que sirve para ver el mediastino. Este estudio también se realiza en quirófano, bajo anestesia general: Se hace una pequeña incisión en el cuello para llegar a la tráquea y, mediante aparatos de visión directa, se observa si hay ganglios cercanos a ella y se toman muestras para su estudio. Gracias a nuevas técnicas radiológicas, este tipo de estudio se realiza cada vez con menor frecuencia.

Otras técnicas radiológicas

Tomografía por emisión de positrones (PET): Las células cancerígenas consumen mucha más glucosa que las células sanas, debido a su rápido crecimiento, ese es el principio básico de este estudio.

Se inyecta al paciente una carga de glucosa marcada (como si la iluminaran) con un átomo radioactivo, como las células cancerosas son las más ávidas de glucosa, la capturan más rápido. Después de la inyección, se hace un rastreo para detectar radioactividad y se toman imágenes de todo el cuerpo: La radioactividad se concentrara más en los sitios donde puede haber células cancerosas o malignidad. Esta prueba resulta útil para detectar cáncer de forma temprana y para evaluar si el cáncer pulmonar ya mandó siembras a tejidos lejanos; es un estudio muy especializado y solamente los centros con alta especialización médica cuentan con él. En México, los hospitales del IMSS, ISSSTE y SSA cuentan con algunos equipos, muchos de ellos de última generación. Otros estudios permiten evaluar si el cáncer está afectando estructuras torácicas cercanas a él o si ya envió siembras a distancia; como sería demasiado extenso y cansado enumerar todos los estudios, sólo señalaremos que, cuando el tumor da siembras a distancia los estudios se deben encaminar al órgano u órganos que presenten síntomas, por ejemplo, si existe evidencia de que el cerebro está afectado, es imprescindible realizar una tomografía computada.

Hay que recordar que aproximadamente 30% de los pacientes con cáncer pulmonar presenta síntomas de cáncer a distancia cuando se hace el diagnóstico, por lo tanto, es importante detallar y descartar bien la ausencia o presencia de metástasis con el objeto de ofrecer un tratamiento radical efectivo.

Determinación del estadio (etapas del cáncer)

Existen acuerdos internacionales médicos que hacen una clasificación para determinar la magnitud del cáncer pulmonar, así como las posibilidades de tratamiento médico o quirúrgico. Esta clasificación se denomina como TNM:

T: Presencia del tumor.
N: Presencia de ganglios linfáticos.
M: Presencia de metástasis (siembras a distancia).

Tengo cáncer de pulmón
¿QUIÉN ME PUEDE AYUDAR?

QUIZÁ ESTA ES LA PREGUNTA más importante que puede hacer un paciente al que se le ha diagnosticado cáncer de pulmón. Claro que hay otras preguntas, ¿habré llegado a tiempo? ¿Por qué no me revisé periódicamente? ¿Tengo remedio? ¿Me voy a curar? ¿Quién me va a tratar? ¿Cuánto tiempo me queda de vida? ¿Cómo será mi tratamiento? ¿Voy a sufrir mucho? Y muchas más, pero sería imposible incluirlas todas, además, la forma de ver la enfermedad es distinta según cada persona. Por ahora intentaremos explicar cómo se trata a los pacientes con cáncer pulmonar y quiénes están involucrados médicamente en ayudarlos a superar esta enfermedad.

Para tratar este tipo de cáncer no se requiere sólo un médico, es decir, no es la lucha del paciente y su médico tratante, ésta debe ser una batalla que enfrente el paciente en conjunto con varios especialistas médicos y, por qué no, incluso puede que su médico de cabecera esté involucrado. De hecho, quizá el primer médico con el cual el paciente tenga contacto sea su médico de cabecera, el médico familiar, al que siempre se recurre en caso de cualquier molestia.

El médico general. Dentro de la cadena de médicos que van a conformar el equipo de ayuda, es el primero que tiene contacto con el paciente, el primero que «sospecha» de la enfermedad y lo manda con un especialista o a un hospital donde reciba ayuda y tratamiento adecuado. El médico general tendría que contar con la destreza y habilidad para sospechar la presencia de cáncer de pulmón, en primer lugar, mediante una buena historia clínica y un análisis de los síntomas del paciente; puede que necesite solicitar algunos estudios simples que permitan reafirmar esa sospecha; **el estudio más importante es la simple radiografía de tórax,** mediante este estudio el médico se dará cuenta que la placa no es normal y su obligación es hacer un diagnóstico lo más rápido posible; no es buena idea asignar tratamientos largos que no corresponden con la enfermedad a tratar o retrasar su diagnóstico —y, por lo tanto, su tratamiento—. Muchas veces, los médicos tenemos el temor a equivocarnos, a quedar mal con el paciente, o a pronunciar esa terrible palabra: «Cáncer», nada más lejano de la realidad. A veces pensamos en el impacto que traerá al paciente este simple comentario, sin embargo, un médico general no es el profesional indicado para asegurar el diagnóstico, por eso su labor únicamente está limitada a comunicar al paciente su sospecha y sugerir alternativas y revisiones de otros médicos especialistas. Se puede encontrar con la negativa del paciente o con su incredulidad, pero ahí es donde entra la verdadera labor del médico, para convencer a su paciente que debe ser atendido con prontitud.

El médico general debe mantenerse en contacto con los médicos a los cuales refirió a su paciente, debe conocer sus puntos de vista y corroborar su diagnóstico, ya que es frecuente que su paciente siga acudiendo a él, una vez diagnosticado o cuando se encuentre bajo tratamiento. Ahí es donde entra la segunda misión más importante del médico de cabecera: Detectar oportunamente las posibles complicaciones que el cáncer de pulmón pudiera acarrear, algunas pueden ser simples y no estar relacionadas con la enfermedad, pero otras pueden presentar alteraciones por el tratamiento, como efectos secundarios de la quimioterapia, intolerancia a la radioterapia, dolores de aparición súbita o manifestaciones en otros órganos que pueden indicar una diseminación del tumor. En estos casos, su principal tarea es detectarlos oportunamente, comunicárselo a su paciente y hablar con los especialistas encargados del caso. Por lo tanto, la actuación del médico general es invaluable para el éxito del tratamiento.

En cuanto a los especialistas que consultará el paciente, por tratarse de un problema pulmonar, quizá una simple manchita en la placa de tórax indica que es un paciente de riesgo, el siguiente médico en entrar en acción deberá de ser:

El neumólogo. Este especialista se encarga de la evaluación, investigación, diagnóstico y, en la mayoría de ocasiones, del tratamiento de las enfermedades pulmonares. El cáncer pulmonar requiere de la intervención de otros especialistas, que mencionaremos más adelante.

Pues bien, llega el paciente (normalmente referido por su médico tratante) y quizá con lo único con que cuenta es con la *placa de tórax* (por ejemplo, la placa con una manchita), ahí es donde empieza la labor de investigación diagnóstica, una vez realizada la historia clínica completa (síntomas, exploración física, factores de riesgo), determinar cuáles son los estudios a seguir. En la mayoría de los casos lo que sigue es la *tomografía axial computada de tórax*, la cual nos indicará el tamaño del tumor, su localización y las probabilidades de que sea o no maligno; una vez determinado esto, es muy importante hablar con el paciente, explicarle de la forma más clara posible las altas probabilidades de que esta manchita sea la presencia de cáncer pulmonar; para poder diagnosticarlo con mayor exactitud se requieren de otros estudios más específicos.

En orden de frecuencia el estudio que sigue es la *broncoscopia*, hay que explicarle al paciente los beneficios del estudio pero también los riesgos, y hay que hacerle entender al paciente que mediante este estudio es que podemos obtener una muestra del tejido pulmonar que aparece alterado el la tomografía.

El neumólogo es el médico encargado de realizar la *broncoscopia* (para eso es que fuimos entrenados). Una vez realizado este procedimiento pueden suceder dos cosas: La primera es que este solo estudio contenga la suficiente cantidad de tejido que nos lleve al diagnóstico de certeza; esto sucede en más del 80% de los casos, aunque, para lograrlo se necesita, además de una buena muestra, la asistencia de un especialista encargado de analizarla que cuente con la suficiente experiencia para determinar qué tan maligno es el tumor al que nos estamos enfrentando. La segunda es que la muestra tomada mediante la broncoscopia no resulte suficiente para el diagnóstico, para entonces el paciente ya deberá estar avisado, antes de realizar el procedimiento, es decir, se le tiene que explicar esta segunda posibilidad y, si esto sucede, el neumólogo todavía tiene otro método de estudio y de toma de muestras: La *punción con aguja fina de la tumoración*, procedimiento que deberá explicarse al paciente y que deberá incluir en esta explicación los riesgos y beneficios del procedimiento; quizá el principal beneficio, además del diagnóstico, es librarlo de procedimientos que requieran más intervenciones médicas, como la toma de biopsia mediante cirugía de tórax.

Una vez conocido el diagnóstico y si éste es positivo y da cáncer pulmonar, es necesario evaluar al paciente: Hay que determinar si el tumor se encuentra localizado exclusivamente en el tórax o si ya inició a invadir estructuras vecinas o ya mandó siembras a distancia; para lograr este objetivo se deben realizar una serie de estudios, la mayoría son en unidades de rayos x e incluyen tomografías de cráneo (para verificar si existen siembras en el cerebro), tomografía de abdomen (con el mismo objetivo) y radiografías seriadas o con medicina nuclear (*gammagrafía ósea:* Estudio en el cual se inyecta un material radioactivo que tiene la capacidad de acumularse en los huesos que se encuentran afectados por siembras de cáncer) para detectar si hay siembras en huesos.

Terminados estos procedimientos hay que poner al paciente en contacto con el tercer médico de esta cadena:

El oncólogo. Es el médico especialista en el tratamiento de las enfermedades neoplasias (cáncer), es un profesional encargado de recibir al paciente una vez diagnosticado o bien, si el paciente recurre por primera vez a él sin diagnóstico, debe diseñar una ruta de estudios y apoyo con otros especialistas para determinar qué estudios serán necesarios para el diagnóstico.

En lo que respecta al cáncer pulmonar, la mayoría de pacientes que el oncólogo va a atender son aquellos referidos por el neumólogo y él decidirá qué tipo de tratamiento es el más apropiado. Esto no exenta al médico oncólogo de realizar nuevamente una historia clínica completa y una exploración detallada del paciente, con el objetivo primordial de detectar algunos detalles médicos que hayan pasado desapercibidos para los especialistas anteriores.

Los tratamientos oncológicos generalmente se basan en la aplicación de sustancias que resultan «veneno» para las células cancerosas, este médico tiene los conocimientos para elegir entre una gran variedad de medicamentos que se conocen como *quimioterapia* y cuáles son los más efectivos para el tipo de tumor pulmonar que está tratando, cuánto tiempo los va a aplicar y debe también vigilar su efectividad.

Hay que puntualizar que la gran mayoría de estos medicamentos provocan una serie de malestares en el paciente, el oncólogo, también deberá de estar familiarizado con el empleo de medicamentos que disminuyan estos malestares.

Por otro lado, el papel de este especialista es muy importante en el seguimiento del paciente, es bueno que mantenga un contacto cercano tanto con el neumólogo como con el médico de cabecera, que conozca los avances de la enfermedad, el éxito y, en ocasiones, la pobre respuesta a los medicamentos, en este caso debe cambiarlos y volver a evaluar cuáles pueden ser los más adecuados.

Quizá el oncólogo, dada la naturaleza de la enfermedad y la especialidad en la que se inscribe, es el médico que más contacto tenga con el paciente; es el que le dará la información sobre los últimos avances en la evolución de la enfermedad, ya sea en el proceso de curación o, en caso contrario, de pobre respuesta y de fracaso del tratamiento. Cuando existe esta segunda posibilidad también debe estar capacitado para dar la noticia al paciente y ofrecerle alternativas, quizá no para lograr la curación o detención de la enfermedad, sino alternativas para aliviar sus molestias, estos son los cuidados paliativos.

El oncólogo también recurre a otro tipo de especialista, el encargado de aplicar, mediante aparatos especializados, un tratamiento adicional al cáncer pulmonar, este tipo de especialista es:

El radioterapeuta. Es el médico especialista y responsable del tratamiento y la verificación de su efectividad, también vigila al paciente que requiere de este tipo de terapia. La radioterapia, veremos posteriormente, es el método mediante el cual se emplean equipos que emiten radioactividad (energía nuclear) dosificada, con el objetivo de disminuir el crecimiento de tumores.

Su actuación, aunque con métodos diferentes, es muy similar en la primera evaluación del paciente, es decir, también deberá realizar una historia clínica detallada y una exploración completa del paciente, poniendo más atención en el área afectada o, mejor dicho, en el sitio donde aplicará el tratamiento de radioterapia. Puede pedir exámenes adicionales, pero lo más importante es que informe al paciente sobre qué consiste el tratamiento, sus posibles efectos secundarios y cuánto dura; es de suma importancia informar al paciente que no es un tratamiento de un solo día y que deberá acudir a recibirlo diariamente, en ocasiones por varias semanas.

El radioterapeuta no trabaja solo, para lograr un buen efecto con este procedimiento se requiere personal altamente capacitado como el **radiofísico hospitalario** (médico físico), que se ubica en el área de radioterapia y es el encargado de verificar que las dosis de radiación que emite el aparato sean las adecuadas, controla los equipos y vigila su funcionamiento adecuado, todo esto lo hace esto en conjunto con el ingeniero radioterapeuta. Sin embargo, la persona que aplica el tratamiento es un **técnico médico en radioterapia**: El encargado de programar la máquina, programar las dosis de radiación, es el responsable de que diariamente se realice el mismo procedimiento y sobre todo del cuidado del paciente en cada sesión.

Además de este personal, el equipo del radioterapeuta deberá de estar conformado por un grupo de **enfermeras** especializadas y familiarizadas con este tipo de procedimientos, ellas son las encargadas de detectar hasta la mínima molestia del paciente, ya sea causada por el tratamiento o bien por otro origen, y darle solución, tranquilizar al paciente y llamar al médico responsable.

Hasta ahora hemos visto los especialistas médicos que intervienen en el tratamiento de un paciente que padece cáncer pulmonar, sin embargo, hay otro especialista que no debe faltar en el diagnóstico y tratamiento de esta enfermedad.

El cirujano de tórax. Es un médico especializado en cirugía que además hizo estudios y se especializó en la solución de problemas que afectan al tórax mediante cirugía.

El primer contacto del paciente con este tipo de especialista no difiere mucho de los anteriores, es decir, deberá realizar una historia clínica adecuada y completa y una exploración física que le permitirá evaluar las condiciones del paciente para el procedimiento programado. En especial, debe evaluar si las condiciones de capacidad cardiaca y pulmonar son adecuadas y aceptables, lo mismo que el estado general de salud de cada paciente.

En párrafos anteriores decíamos que, en ocasiones, ni la broncoscopia, ni la punción con aguja fina aportan un diagnóstico definitivo, en estas situaciones es cuando se recurre a este especialista. Su objetivo es realizar una biopsia con toma directa del tejido pulmonar afectado y esto se lleva a cabo mediante una cirugía de invasión mínima o *toracoscopía*, que consiste en la introducción de una cámara y unas pinzas de biopsia a través del tórax para visualizar directamente el tumor y tomar una pequeña porción del mismo.

Por otro lado, quizá la misión más importante del cirujano de tórax es la planificación y realización de una cirugía de tumor en los casos en que éste resulte operable, este procedimiento requiere de una enorme destreza y habilidad; además, el médico deberá estar rodeado por un equipo de anestesiólogos y enfermeras especializados en este tipo de procedimientos.

Pues bien, ya comentamos brevemente el papel de los especialistas involucrados en el diagnóstico y tratamiento del cáncer pulmonar, cuáles son sus principales funciones

y objetivos en esta enfermedad. En qué consiste la radioterapia, qué es la quimioterapia y cuándo deberá operarse
un cáncer de pulmón son conceptos que trataremos de
ampliar más adelante, cuando revisemos los tratamientos.

> En el tratamiento de esta enfermedad no exis-
> te un sólo médico más importante: el más
> importante es el paciente, todos los involu-
> crados en su tratamiento ponemos nuestro
> interés en un solo objetivo: vencer el cáncer
> pulmonar, es decir, curar al paciente.

Gran parte de los fracasos en el tratamiento del cáncer
pulmonar no se debe al tratamiento en sí, es causado por
la falta de comunicación entre el médico y el paciente. Si
al paciente no se le explican los efectos secundarios del
tratamiento, la manera de disminuirlos, pero, sobre todo,
que estos efectos pasarán y que existen las posibilidades
de curación, es muy probable que el paciente abandone
el tratamiento y, por lo tanto, el cáncer pulmonar avance.
Por eso todo el equipo involucrado, en especial los médicos, deben mantener al paciente muy bien informado y
brindarle siempre el mejor panorama posible.

¿CUÁL ES EL PAPEL DE LA FAMILIA, LOS AMIGOS Y EMPLEADORES EN LA VIDA DEL PACIENTE?

BUENO, A VECES LLEGA EL DÍA, el fatídico día, en que el médico habla con el paciente y le dice que los resultados de los estudios llevan a concluir que tiene cáncer de pulmón. Como médico, siempre recomiendo que el paciente acuda acompañado cuando le van a dar el diagnóstico o, si está hospitalizado, que algún miembro cercano de la familia esté presente, pueden ser sus hijos, su pareja, sus padres o, si el paciente lo prefiere, algún amigo. Lo importante es que nadie esté solo en el momento de recibir una noticia de este tipo.

Antes de dar la noticia, el médico tratante debe conocer el entorno familiar del paciente —desde luego, sin el afán de entrometerse en su vida privada—, también debe estar al tanto de su entorno laboral y vida social, cuál es la idea que tiene del cáncer y, para entonces, el médico tendrá una idea de cómo va a tomar la noticia su paciente. Esto sirve para ayudar a quien padece la enfermedad a decidir de qué medidas se valdrá para confrontar y asimilar esta noticia, incluso para que no se derrote y «se dé por muerto».

En lo personal, dependiendo del entorno y carácter del paciente, suelo tener una entrevista previa con la familia o los amigos y donde les explico el diagnóstico, esto sirve para saber con más claridad, en primer lugar, qué percepción tiene el paciente del cáncer y, en segundo, cuáles son las prioridades en su vida y cuál podría ser su disposición al emprender el largo camino que debe recorrer para curar su enfermedad. Desde luego, el paciente es el único responsable de su vida y el indicado para conocer su diagnóstico, las posibilidades de tratamiento; es el que debe tomar las decisiones y el médico debe hablar con él y discutir todas las probabilidades, incluso del tiempo de sobrevida, es decir, el tiempo que el paciente vivirá libre de la enfermedad si logra recuperarse.

En muchas situaciones, la familia o los amigos le piden al médico que el paciente no se entere del diagnóstico: «Doctor, sería mejor si no se enterara». «Doctor, ¡si le dice se va a morir!». «Doctor, mejor no le diga, ¡no se va a querer hacer ningún tratamiento!» Yo mismo he recibido muchas peticiones con estas y otras semejantes, algunas hasta suenan como una súplica. Sin embargo, tanto los pacientes de cáncer de pulmón como la gente que está cerca de ellos debe tener claro que la labor de un médico es tomar en cuenta estas peticiones, pero quizá deba pasarlas por alto, ya que ocultar algo tan importante implicaría una traición a la confianza del paciente. Como médico, considero que por muy duro que sea el diagnóstico el paciente debe conocerlo: Su médico deberá hablar con sus familiares para explicarles que es lo mejor.

Existen algunas excepciones, claro está. Por ejemplo, si el paciente estuviera en una crisis de depresión, el médico tendría que solicitar el apoyo de profesionales capacitados para manejar este problema, como los psicólogos o los psiquiatras; después de una evaluación psicológica, podrán decidir entre todos cuál sería el momento más propicio para que el paciente reciba la noticia.

Podemos hacernos una idea de cómo se da la noticia a un paciente. Cuando alguien, después de haberse sometido ya a varios estudios, se encuentra frente al médico, por supuesto sentirá angustia y tendrá muchas dudas. Al médico le toca dar la noticia y eso también puede ser difícil; a grandes rasgos, el médico puede decir algo como esto: «Señor, hemos estudiado su caso con cuidado y todos los análisis nos indican que tiene usted un tumor maligno en el pulmón»; en muchas ocasiones es preferible usar un término como «tumor» que, de repente, soltarle al paciente la palabra «cáncer» (de todos modos el paciente se enfrentará al término *cáncer* posteriormente). El médico en ese momento le tiene que explicar muy claramente y con todos los detalles las características del tumor, la extensión y cuáles serán los pasos a seguir en su tratamiento.

La mayoría de pacientes con cáncer pulmonar tienen el hábito de fumar, lo que está relacionado directamente con esta enfermedad (como se mencionó en páginas anteriores); por ejemplo, yo en lo particular, procuro no mencionar esto en la entrevista con el paciente: Ya fue demasiado duro el diagnóstico, como para encima generar en él un sentimiento de culpa. Es casi seguro que el paciente lo sabe y entiende.

Es importante que, en este tipo de entrevistas, el médico platique con su paciente con mucha tranquilidad y le deje claros varios puntos. Un enfermo con cáncer pulmonar debe tener varias certezas:

- Saber que él no «escogió» la enfermedad, que la enfermedad llegó a él (la afirmación puede parecer curiosa, pero no es lo mismo).
- El tiempo que le reste de vida puede ser mucho, pero sí va a vivir con esta enfermedad y es muy importante que *aprenda* a convivir con ella.
- No es un caso aislado, existen muchos pacientes que han padecido esta enfermedad y muchísimos la han vencido.

- Existen varias posibilidades para que alguien que padece cáncer pulmonar se cure. Si un paciente sigue los tratamientos puede tener una resolución exitosa, como mucha otra gente que se curó del cáncer de pulmón.
- También, si es el caso, existen muchas alternativas para que un enfermo prolongue su vida y la viva de forma plena, si sigue las indicaciones de los médicos.
- No va a estar solo en su lucha contra el cáncer, también va a intervenir toda su gente, todos los que lo apoyan: Su familia, sus amigos y, por supuesto, los médicos encargados de tratarlo.
- El médico y su equipo necesitan toda su cooperación, voluntad y paciencia para tener éxito.
- Existen varias terapias curativas: Las tres terapias más importantes son la **cirugía**, la **quimioterapia** y la **radioterapia**.

En los capítulos siguientes, vamos a explicar en qué consisten la quimioterapia, la radioterapia y la cirugía.

Cuando un paciente ya tiene claras cuáles son las opciones que hay, entonces debe saber cuál de esas opciones es para él. A raíz de la entrevista con su médico, el paciente tiene que saber claramente qué tratamiento le van a dar y es posible que, antes o después, plantee alguna de estas preguntas o todas juntas: «¿Ahora que sigue?», «¿me voy a curar?» o, incluso, «¿cuánto me queda de vida, doctor?», (lo que representa otro reto para el médico); es importante tomar en cuenta que los médicos, muchas veces, no tienen una sola respuesta clara. Pero sí debemos hacer énfasis en que el tratamiento del cáncer pulmonar (o tumor maligno) **no es un tratamiento de un solo médico** y el paciente pronto va a entablar un diálogo importante con un oncólogo, un radioterapeuta y un cirujano de tórax, con el objeto de evaluar su caso y decir cuál o cuáles serán las mejores alternativas para el paciente. En conjunto, todo el equipo puede ayudar al paciente (y al médico que lo haya empezado a tratar) a resolver todas las dudas y a encontrar la mejor respuesta para todas sus preguntas.

Como el tratamiento es muy duro y riguroso, muchos pacientes lo abandonan antes de tiempo, lo que puede parecer un fracaso médico: No lo es. Para evitarlo es necesario que todos los implicados (paciente, médicos, seres queridos) trabajen en conjunto y que el paciente no abandone prematuramente un tratamiento que puede resultar exitoso.

Ahora, también puede haber un escenario distinto, es posible que un paciente ya recibiera todos los tratamientos necesarios y la enfermedad siga avanzando. Es posible que el cáncer, a pesar de que el paciente siguiera todos los procedimientos, haga *metástasis*, consuma al paciente y éste, en esos casos, va a sentir dolor y angustia ante la inminente llegada del fin. También es posible que alguien haya llegado demasiado tarde al médico, tanto, que sea prácticamente imposible ofrecer un tratamiento que en verdad lo cure: Es en estos casos donde entran los cuidados paliativos.

Los cuidados paliativos son aquellos que ofrece el médico al paciente como alternativa para aliviar su sufrimiento (físico o moral). Para aliviar el sufrimiento físico los hospitales cuentan con tratamientos efectivos para el dolor, para mitigar la ansiedad, para disminuir algunos síntomas de órganos afectados por la siembra del tumor. En cuanto al sufrimiento moral o espiritual, hay dos miedos que aquejan al paciente con mayor frecuencia: El miedo al sufrimiento y el miedo a morir.

Hacemos énfasis en que el médico y el paciente deben tener una estrecha relación. En mi caso, por ejemplo, yo trato de ganarme la confianza de los pacientes que acuden conmigo y, si bien no hago promesas que no podré cumplir médicamente, sí es mi obligación (y la de todos los médicos) afirmarles que haré todo lo que está en mis manos para aliviar su sufrimiento y, cuando sea el momento, el fin llegará de una manera digna.

Además del médico, desde luego, cuando alguien padece cáncer del pulmón, es muy importante que la pareja, los hijos, los amigos y la familia completa, le brinden al paciente todo su apoyo, desde el momento de conocer el diagnóstico hasta la conclusión del tratamiento o el desenlace. La pareja (esposa o esposo) debe aceptar el diagnóstico y lo mejor que puede hacer es ayudar a su pareja a superarlo; en esos momentos no es bueno hacer recriminaciones o acusar al enfermo, es mejor nunca decir cosas como «te lo dije», «¿por qué no te atendiste antes?», «¿qué voy a hacer sin ti?». A estas alturas ese tipo de frases salen sobrando, la enfermedad ya está ahí, y esa presión no va a aliviar al paciente, sólo va a incrementar sus sentimientos de culpa: Un paciente en esta situación requiere apoyo, muchos de los tratamientos son muy difíciles y con muchos efectos secundarios, por eso es importante, no sólo asumirlo, también hay que saber cómo manejarlos en casa.

Cualquier persona que padezca cáncer, durante el tratamiento, tendrá que dejar a un lado muchas de las actividades que realizaba en su vida cotidiana. Quienes convivan con un paciente en esta situación deben entender que se encuentran en circunstancias extraordinarias; ayuda «ponerse en los zapatos del otro», el paciente ya se siente mal físicamente, lo mejor que podemos hacer para ayudarlo es no aumentar su incomodidad moralmente sólo porque no puede, por ejemplo, colaborar en las tareas de su casa como antes. Sin embargo, no es que se volviera un total incapacitado, tampoco le ayudará sentirse inútil: Puede y debe hacer otras cosas, es importante que siga teniendo responsabilidades, de acuerdo con la capacidad que tenga, en especial si sigue un tratamiento muy riguroso.

El papel de la pareja es primordial y también es una situación difícil porque es testigo de todo este arduo camino, pero siempre será más difícil para quien padece la enfermedad que para la gente cercana. Por ejemplo, debe tratar de no asumir un papel maternal o paternal, convirtiendo a su pareja en una especie de hijo inútil, al contrario, hay que estimularlo para que reanude lo más pronto posible su vida diaria. Puede suceder que, a pesar de todos los esfuerzos médicos y familiares, la enfermedad avance hacia un final fatal, aquí también la pareja deberá de confortar al paciente, hay que tratar de disminuir sus miedos y sus sentimientos de culpa, ayudarlo a enfrentar ese momento con entereza.

En muchas ocasiones, las parejas de pacientes terminales —es decir, sin otras posibilidades de tratamiento— se aferran al paciente e insisten en agotar todos los recursos, no para aliviar la enfermedad, sino para mantenerlo vivo, aun a costa de un gran sufrimiento, ahí también entra la labor médica; el doctor debe explicarle a la pareja (o a la familia, a veces a sus hijos) que una cosa es *vivir* y otra *estar vivo*, lo único que se consigue con esa insistencia es que el sufrimiento (innecesario) se extienda sin razón: El papel de la pareja siempre es ayudar, comprender, entender la enfermedad y su evolución y pronóstico y lo mejor es que sepa qué corresponde hacer en cada caso.

Otro papel muy importante en la evolución, pronóstico, tratamiento y desenlace del cáncer pulmonar lo juegan los hijos: Quizá ellos son los más propensos a aferrarse a sentimientos de negación y reproche, es inevitable que piensen: «¿Por qué a mi papá? ¿Por qué a mi mamá? ¡Le dije que ya no fumara pero no entendió, siempre hizo lo que quiso!».

Hay que tomar en cuenta que no hay nada más doloroso para un hijo que ver a alguno de sus padres con una enfermedad tan grave. Sin embargo, lo mejor, sobre todo si son mayores, es que brinden todo el apoyo al paciente, no con reproches ni con ira, sino con comprensión, porque ahora su papá o mamá necesita de los cuidados que alguna vez ellos mismos recibieron cuando estaban enfermos.

Pueden entender que después del diagnóstico y durante el tratamiento sus padres ya no serán los mismos, para ellos serán mayores las preocupaciones y quizá la incertidumbre del futuro de sus hijos, por eso lo mejor es que ellos mismos le ayuden al paciente a minimizar estas preocupaciones, ayudarlo a entender que, aunque sea viejo (la mayoría recibe este diagnóstico después de los 60 años) todavía es necesario para ellos, es un ser valioso, que debe enfrentar la enfermedad y someterse a los tratamientos necesarios; y también es bueno que el paciente entienda que esta necesidad no solamente consiste en que retome su papel de padre o madre de familia o un papel económico en su hogar: Sobre todo, es importante que sienta que su familia lo quiere y quieren contar con su afecto y su presencia en el seno familiar.

En cuanto a la familia, además de la pareja y los hijos, cada uno de los miembros tendrá su propia opinión sobre la enfermedad: Ofrecerá una serie de consejos y quizá algunas sugerencias de tratamiento, cambio de médico, medicina alternativa, etcétera. Es evidente que lo hacen con la mejor intención, sin embargo, el mayor apoyo que pueden brindar a su familiar enfermo es alentarlo en su programa de curación, evitar comentarios que puedan alterar el curso de la misma, muchas veces los familiares dicen (con buena intención, pero de manera imprudente) cosas como «fíjate que conocí a alguien al que le dijeron lo mismo que a ti y se murió». No hay nada más desagradable que los comentarios negativos, el entorno familiar deberá ser un entorno de apoyo y solidaridad, aun en los momentos más críticos; hay que tener presente que quien padece esta enfermedad se encuentra emocionalmente inestable, por eso se le pide a la familia su cooperación, que le brinde aliento y no desesperanza, palabras de apoyo y no desconsuelo y, por qué no, que le brinde ayuda inclusive económica, esta enfermedad muchas veces impide que quien la padece pueda trabajar.

Una de las preocupaciones del enfermo con cáncer es si podrá seguir trabajando, una pregunta muy común entre estos pacientes es «¿cómo me afectará esta enfermedad en mi desarrollo laboral y profesional?, ¿me voy a quedar en la miseria?». Y otras preguntas de la misma índole, sobre todo si el enfermo es cabeza de una familia. Aquí juegan un papel muy importante los jefes y compañeros de trabajo puesto que deberán entender que esta es una enfermedad seria, muy seria, que requiere en ocasiones de visitas diarias al médico, ausencia laboral por quimioterapia, etcétera; pero también deben entender que el paciente no es un incapacitado, aunque algunas de sus labores tendrán que ser modificadas de acuerdo a sus síntomas, pueden sustituirse por otras. Lo más trágico que le puede suceder a un paciente con cáncer es que, además de su enfermedad y la carga física, moral y económica que representa, se asocie a la pérdida de su empleo: Podría ser catastrófico; creo que ni como jefe ni como compañero de trabajo a nadie le gustaría ser partícipe de un desenlace trágico, en especial si puede ayudar a evitarlo. Por eso, el apoyo al paciente, hacerlo sentir útil, brindarle las facilidades necesarias para sus tratamientos, son apoyos invaluables para facilitar la recuperación del mismo.

Quizá una de las ayudas más positivas y a la vez más necesarias cuando el tratamiento médico se ha agotado o bien cuando las condiciones del enfermo indiquen que ha empeorado y, quizá, llegue un desenlace fatal, sea la ayuda espiritual. Es importante el bienestar del paciente, podría necesitar a alguien que lo ayude a aclarar sus miedos y lo enseñe a vencerlos, esta ayuda podría provenir de algún guía espiritual (si es que el paciente profesa alguna religión) o bien de un profesional especializado en estas situaciones, un tanatólogo, que es «el que estudia la muerte». Ahora, un tanatólogo no sólo estudia la muerte en el sentido llano de dejar de vivir, también enseña a enfrentarla, a perder el miedo y a sentir que la muerte forma parte de la vida. Esta ayuda es importante no sólo para un paciente que tiene sabe que puede morir, también es una ayuda muy valiosa para la gente que lo quiere y quizá tenga que enfrentarse a su pérdida.

Si en algún momento nos encontramos ante una situación así y si sentimos que todos nuestros esfuerzos por ayudar a nuestro familiar, a nuestro ser querido o (si se es médico) a nuestro paciente, no son suficientes, debemos saber que podemos recurrir a este tipo de profesionales.

Cirugía
¿EN QUÉ CONSISTE Y CÓMO FUNCIONA?

7

YA MENCIONAMOS LO COMPLICADO que puede resultar un diagnóstico de cáncer pulmonar y los estudios que se requieren para llegar a un diagnóstico definitivo, pues bien, cuando se llega a este punto el proceso de estudio ha concluido y tenemos identificados los elementos importantes. Ahora, de quienes están involucrados, en primera instancia se halla el paciente, pero el segundo elemento importante es, precisamente, el tumor. Quizá la primera pregunta que puede plantearse un médico está provocada por las características de ambos: ¿Qué puedo ofrecerle al paciente?

Si el médico determina que la mejor opción es la cirugía, el paciente preguntará ¿quién me va a operar? Y «¿qué me va a hacer exactamente?». Como respuesta a la primera pregunta, el paciente debe saber que **la cirugía de tórax es un procedimiento que lleva a cabo un médico que ha sido entrenado para este propósito**: Realizar cirugías de tórax. Este cirujano, después de hacer una carrera de médico general (de seis años) realiza una especialidad en cirugía general (de cuatro años) y, después, realiza otros estudios para especializarse en cirugía de tórax (durante cuatro años). El paciente debe tener claro que no estará en manos inexpertas y que su médico está convencido de que, en su caso, es el mejor procedimiento para intentar la curación.

Para revisar qué es la cirugía de tórax y conocerla un poco, debemos entender primero que:

- Se trata de un procedimiento delicado,
- es una cirugía mayor y
- conlleva, como cualquier otra cirugía, riesgos.

Los riesgos de una cirugía siempre serán atendidos con mucho cuidado por los médicos, los cuales tendrán que estudiar a fondo el organismo del paciente, su capacidad de tolerancia; y luego, establecer un pronóstico aproximado del tiempo de cirugía y del tiempo de la recuperación, tanto dentro del hospital como en su casa.

Como paciente debes estar informado de todos los detalles: Los médicos deberán tomar en cuenta, en primer lugar, si el tumor está localizado; luego, si es único y si no hay metástasis; todo con base en los estudios que te realicen. Es importante cumplir con estos requisitos para que el éxito quirúrgico sea total, sin embargo, la evaluación no sólo incluye al tumor y su localización, la condición más importante es, justo, la del paciente: Qué tan bien está el resto de su organismo para poder tolerar la cirugía y superarla. Para esto, los médicos se basan en su estado general: Las características de su sangre, si tiene o no enfermedades agregadas, pero sobre todo, cómo se encuentra su función cardiaca y pulmonar; después de todo, la mayoría de pacientes con cáncer pulmonar son fumadores o ex fumadores y, por lo tanto, sería de esperar que su función pulmonar se encuentre disminuida, la ventaja es que también si es adecuada puede tolerar el **retiro de una parte del pulmón**.

Para llegar a una conclusión y saber si se practicará o no una cirugía, los médicos se basan en un estudio de «pruebas de función respiratoria», el cual indica qué cantidad de aire puede manejar el paciente en cada respiración y ayuda a calcular si la pérdida de una porción de pulmón no lo afectará severamente ni lo va a incapacitar.

Otro estudio que se realiza es la medición de oxígeno y bióxido de carbono en la sangre (esta es la función principal del pulmón), los pacientes con oxígeno bajo o bióxido de carbono elevado son malos candidatos para una cirugía, ya que si se les quita una parte del pulmón su condición empeoraría.

Una **cirugía de tórax** no se trata de retirar todo un pulmón, aunque es una posibilidad, se trata de operar al paciente dejando intacta la mayor parte del tejido sano. Los **tres principales tipos de cirugía do tórax** son:

La segmentectomía: Se retira una parte del pulmón, en el sitio donde se encuentra localizado el tumor, es la intervención más simple. Los pulmones están formados por lóbulos y estos, a su vez, por segmentos: En este caso sólo se retirará una parte del lóbulo.

La lobectomía: Puede ser que el tumor abarque más de un segmento pulmonar, aquí entra este tipo de intervención, que es la extirpación de todo un lóbulo pulmonar. En cada pulmón tenemos diez lóbulos (en total tenemos veinte), si se retira uno el paciente quedaría con diecinueve: Lo suficiente para no tener problemas respiratorios posteriormente, ya que el resto de los lóbulos tomaría la función del tejido que se retiró.

La neumonectomía: Si los lóbulos afectados por el tumor son más de dos, se realiza esta cirugía, la más grande y más riesgosa. Se tiene que retirar completamente todo un pulmón.

Para realizar cualquiera de estas operaciones es necesario que el paciente se someta a una anestesia general, para que el médico pueda realizar los cortes quirúrgicos en el tórax. Después de que a un paciente se le haya practicado alguna de estas cirugías, va a tener uno o dos tubos de drenaje conectados a un aparato que recolecta la sangre que se acumula en el tórax después de la operación; estos tubos serán retirados dos o tres días después de la cirugía.

En estos casos, por lo general, un paciente no dura hospitalizado ni dos semanas, pero debe tener presente que pueden surgir algunas complicaciones, las más frecuentes son:

- Hemorragia.
- Infección de la herida.
- Acumulación de secreciones en los bronquios por el dolor, por desgracia este es frecuente, porque durante el procedimiento algunas veces se abren o se cortan una o dos costillas.
- Además del dolor, tener las costillas cortadas puede provocar desde dificultad para respirar, hasta la simple incapacidad para toser y expulsar flemas.

Si un paciente tiene condiciones respiratorias aceptables y la cirugía se realizó sin complicaciones, podrá reanudar sus actividades normales entre 30 y 60 días. Aunque, si existe daño pulmonar (principalmente por tabaco) como bronquitis o enfisema, es posible que el paciente tenga la sensación de falta de aire por más tiempo y tal vez requiera de otros cuidados, como medicamentos y rehabilitación respiratoria.

Puede ser que las condiciones físicas del paciente no permitan la realización de una cirugía tan radical como las tres que describimos anteriormente, sin embargo, existen otro tipo de procedimientos, en los cuales se respeta todo el tejido pulmonar. Uno de ellos, si el tumor tapa total o parcialmente un bronquio, es una **broncoscopia**. En este tipo de broncoscopia en particular, el tumor se trata mediante un rayo láser que quema la mayor parte del tumor y así deja libre la entrada de aire.

Existe otro tipo de cirugías para el cáncer pulmonar que son **paliativas**. Por ejemplo, si existe una siembra única en el cerebro que esté causando síntomas en el paciente, ésta se puede retirar mediante una cirugía de cerebro (neurocirugía) pero esto, como ya se dijo, es únicamente paliativo y se realiza muy esporádicamente.

Quienes no son especialistas ni médicos, también pueden necesitar o incluso tener alguna información, puede que todos hayamos escuchado de la cirugía de invasión mínima; de toracoscopía o de cirugía sin bisturí. Estos procedimientos son los menos invasivos: Se hacen unos pequeños cortes dentro del tórax y se introduce una cámara pequeña, así el cirujano puede ver y operar el tumor; por lo general esto se realiza cuando el tumor es pequeño (menores de cinco centímetros) y está localizado. Este procedimiento no tiene más beneficios de curación que una cirugía convencional, aunque puede que el dolor sea menor y la permanencia del paciente en el hospital también. Además se requiere de mayor capacitación del cirujano y más equipo médico.

Cualquiera que tenga que someterse a una de estas cirugías, debe saber que **la probabilidad de muerte durante la operación o después, es menor del 5%**. Claro que depende mucho del estado previo de salud del paciente, sobre todo de la función pulmonar.

Ahora, no todos los tumores cancerosos del pulmón pueden operarse, menos del 20% de los cánceres de pulmón pueden ser removidos mediante cirugía. Aquí entran algunos criterios médicos necesarios para determinar qué posibilidades de curación existen con la cirugía; es importante que el médico evalúe bien la situación, para evitar cirugías inútiles que sólo aumentarían las molestias del paciente y los riesgos de complicaciones innecesarias.

A esta situación se le llama *criterios de irresecabilidad* (es decir de «no cirugía»): La mayoría son absolutos, otros dependen de la apreciación del cirujano en el momento de evaluar si practicará o no la cirugía. A continuación explicaremos en qué consisten estos criterios.

Un paciente con cáncer de pulmón **no deberá operarse** si presenta:

- Siembras del tumor a distancia (metástasis).
- Cuando los ganglios se encuentran cerca del tumor, sobre todo si están en la porción media del tórax (mediastino) o afectan a ganglios del pulmón sano que también están afectados o sembrados por el tumor.
- Si el tumor afectó los nervios dentro del tórax. En este caso existen dos principales: **El nervio frénico** que es el que permite que el diafragma se mueva y permita la respiración con facilidad y **el nervio laringeo** recurrente, que nos permite hablar: Si el tumor invadió ya estos dos nervios entonces es irresecable.
- Cuando el tumor ya invadió las venas que llevan la sangre al corazón (venas cavas) o las está comprimiendo.
- El esófago se encuentra afectado por el tumor.
- El hígado está afectado por el tumor.
- Existe un pleural en el tórax.
- El tumor ya afectó las costillas.

Cuando hablamos de los **tipos de cáncer pulmonar** mencionamos uno que tal vez sea el más agresivo: El de células pequeñas. Si el paciente tiene este tipo de tumor, aunque no haya evidencia de ninguno de los factores de esta lista, el simple hecho de sea de células pequeñas lo hace *irresecable*.

Estas son las características que deberá tener el tumor para ser removido y que se logre la curación, pero y ¿el paciente?, ¿qué características propias del propio paciente hacen que no pueda ser intervenido quirúrgicamente?

- En primer lugar, **la edad**, se ha visto que a mayor edad más complicaciones, por eso se estima que un paciente de entre 70 y 80 años difícilmente puede someterse a una cirugía de tórax.
- Independientemente de la edad, si el paciente tiene una enfermedad cardiaca seria, presión arterial alta, arritmias cardiacas (latidos irregulares del corazón) o una embolia cerebral reciente, no se le puede practicar la cirugía.
- La función respiratoria también juega un papel importante: Si un paciente antes de entrar a cirugía tiene una función respiratoria de menos de 50%, es decir, que la cantidad de aire que manejan sus pulmones es la mitad o menos que en una persona sana de su misma edad, este simple hecho impide la cirugía.
- Ahora, el paciente puede tener una función respiratoria aceptable pero su capacidad de oxigenación puede estar alterada o su capacidad de eliminación de bióxido de carbono disminuida, estos pueden ser criterios para rechazarlo como candidato a cirugía torácica para cáncer.
- El tabaquismo juega un papel muy importante en el cáncer pulmonar, sin embargo, no es nada raro que además del cáncer pulmonar, el paciente presente otra enfermedad asociada con el cigarro: La EPOC, *enfermedad pulmonar obstructiva crónica*, que es la pre-

sencia de bronquitis y enfisema pulmonar; entre más severa sea la enfermedad menores serán las posibilidades quirúrgicas.

Hasta aquí los conceptos más básicos sobre cirugía para cáncer pulmonar, sin embargo, como hemos comentado a lo largo de las preguntas anteriores, el cáncer pulmonar requiere de la intervención de otras especialidades, como radioterapia y quimioterapia, y no es nada raro que en la mayoría de los casos se tengan que combinar estos tres procedimientos para tener éxito en el tratamiento.

Radioterapia

¿EN QUÉ CONSISTE Y CÓMO FUNCIONA?

Dra. Claudia Cristina Barrera Carmona

Una de las medidas para el tratamiento del cáncer es la radioterapia, en esta sección explicaremos de manera simple en qué consiste y cuáles son sus efectos sobre el cáncer y sobre el organismo.

Todos en algún momento hemos tenido la experiencia de alguna quemadura por el sol, ésta se debe a las radiaciones que el sol manda sobre la tierra en forma de calor, pues bien, la radioterapia en términos prácticos es como si concentraras en un solo sitio del cuerpo estas radiaciones, mediante el empleo de aparatos diseñados para acumularlas en un solo punto.

Aquí no se trata de concentrar las radiaciones solares, para eso existen materiales como el cobalto, el plutonio o el selenio, que emiten un tipo similar de radiaciones y que pueden ser colocados dentro de esta máquina especializada en pequeñas porciones, con el objetivo de poder manejarlas, es decir, medir su intensidad, la cantidad necesaria de radiación, el tiempo de exposición a las mismas y la profundidad a la que tiene que llegar el rayo radioactivo, con el único objetivo de quemar exclusivamente las células tumorales, sin dañar los tejidos cercanos al tumor y los cuales están sanos.

Antecedentes e historia

Un ion es un átomo solitario que genera suficiente energía como para traspasar los tejidos. Las radiaciones ionizantes, por lo tanto, permiten observar el interior del organismo, como los rayos x; también pueden, como la radioactividad, quemar los órganos (este es el objetivo de la radioterapia). Estos efectos fueron reconocidos y posteriormente empleados en el tratamiento contra el cáncer desde hace más de un siglo; desde entonces, su evolución ha sido notable y en la actualidad su capacidad para curar o —como medida paliativa— para disminuir el tamaño de los tumores, hacen que la radioterapia, junto con la quimioterapia y la cirugía, forme parte de los pilares básicos en el tratamiento del cáncer, no sólo del cáncer pulmonar, sino de la mayoría de los cánceres conocidos.

El primer informe de una curación a través de la radioterapia data del año 1899, poco después de que se descubrieron las radiografías, en 1895. En la actualidad, la radioterapia es reconocida como una especialidad médica. El campo de la radioterapia tuvo un crecimiento notable pocos años después, en gran parte gracias al trabajo de Marie Curie, ganadora del Premio Nobel, quien descubrió los elementos radioactivos polonio y radio; en ese momento se inició una nueva era en la investigación y el tratamiento del cáncer. Desde 1953 el uso de cobalto (material que genera radioactividad) y el empleo del *acelerador lineal* (un aparato que se encarga de concentrar las partículas radioactivas en el sitio de la lesión) contribuyeron a que hubiera un avance significativo en el campo del tratamiento del cáncer. Hasta la década de 1980, la planificación de la radioterapia, es decir, cuando se localiza el tumor para poderlo tratar, se realizaba principalmente con radiografías simples e imágenes en dos dimensiones.

Posteriormente, gracias a la *radioterapia tridimensional*, en la cual se hacen imágenes prácticamente reales de los tumores, en conjunto con la *tomografía axial computarizada* y con los sistemas de cómputo más avanzados, se pudieron obtener mejores imágenes cuya finalidad era concentrar la dosis de radiación en un solo sitio.

En la década de 1990 la *resonancia magnética nuclear*, la *ultrasonografía* y la *tomografía por emisión de positrones* se han incorporado a la planeación de la radioterapia. Así, la localización y determinación del volumen del tumor es óptima y se logra disminuir la agresión a los tejidos sanos.

En la actualidad, se utilizan computadoras que incorporan imágenes muy fieles de la anatomía del paciente y, de esta manera, definen la porción del cuerpo que será sometida a radiación; gracias a esta ubicación exacta, el médico a cargo del tratamiento del paciente se asegura de que la radiación se dirija a un campo adecuado cubriendo el objetivo, que en este caso es el tumor localizado; esto evita o disminuye que el tejido sano quede expuesto o sea afectado de manera innecesaria.

Ya en el siglo XXI, empiezan a surgir complejos sistemas de radioterapia que tienen en cuenta los movimientos fisiológicos de los órganos, por ejemplo, el movimiento de los pulmones durante la respiración; o los latidos del corazón, así es posible sincronizar la radiación con estos movimientos, para evitar que los tejidos y órganos vitales resulten dañados.

Cuando una célula cancerosa es «tocada» por la radiación, ésta pierde la capacidad de reproducirse, ya que otro de los objetivos de la radioterapia, además de quemar el tumor es el interferir con la multiplicación anormal de las células tumorales.

Tipos de radioterapia

La radioterapia se clasifica según la forma de administrarla como tratamiento. Existen, básicamente, dos tipos:
La radioterapia externa: Cuando la fuente de radiaciones se encuentra alejada del paciente.
La radioterapia interna (o braquiterapia): Que consiste en colocar una pastilla de material que genera radiaciones en la proximidad del tumor.

Indicaciones de la radioterapia en el cáncer de pulmón

Si el oncólogo así lo decide, los pacientes pueden recibir ciclos de radioterapia como tratamiento inicial y se puede iniciar en cuanto se diagnostica la enfermedad. En ocasiones, la radioterapia puede emplearse de manera simultánea con ciclos de quimioterapia, sin embargo, las reacciones secundarias serían un poco más severas.

La radioterapia se usa para tratar el cáncer de pulmón no sólo para combatir la enfermedad a nivel pulmonar, también se usa de manera preventiva en el cerebro, porque un alto número de pacientes con cáncer pulmonar tienen un riesgo elevado de presentar metástasis a nivel del cerebro. Sin embargo, este tratamiento se recomienda para los pacientes con una enfermedad que se encuentra limitada al pulmón y que desaparece totalmente después de un régimen completo de quimioterapia. Las metástasis cerebrales están presentes hasta en el 18% de los pacientes cuando se realiza el diagnóstico de la enfermedad, y hasta en el 80% de los pacientes a los dos años del diagnóstico. Este tratamiento no sólo ayuda a evitar que aparezcan las metástasis cerebrales, también mejora la supervivencia de los pacientes.

La radioterapia no sólo se emplea como tratamiento para lograr la cura del cáncer de pulmón, en muchas ocasiones se emplea únicamente como un tratamiento paliativo de la enfermedad; esto significa que **la radioterapia no será capaz de curar al paciente pero le ayudará a aliviar algunos síntomas** si la enfermedad ya está avanzada.

Este tratamiento se puede aplicar a los pacientes que no son candidatos para un tratamiento quirúrgico; o puede aplicarse después de la cirugía para evitar que la enfermedad vuelva a aparecer.

El promedio de radiaciones que son necesarias varía según cada paciente y depende del criterio médico, por lo regular se administra cinco días por semana, durante cinco o siete semanas; depende de la situación de cada enfermo, de las características del tumor y de la zona en particular que va a ser radiada. La alteración de este esquema puede ser modificado por distintas limitaciones: El tiempo, el equipo médico, la disponibilidad de aparatos para la radioterapia y de acuerdo a lo que más le convenga al paciente.

El médico es quien indica si se usa o no la radioterapia y los rayos x, para llegar a una decisión tiene que observar dentro del organismo algunas señales de daño o enfermedad y, cuando se utilizan en situaciones apropiadas, el tratamiento resulta seguro y benéfico.

Para planear un tratamiento apropiado lo primero que se debe hacer es integrar todos los estudios de imagen (rx, tomografía, pet) para conocer la anatomía del sitio que se va a tratar, el tamaño del tumor y sus características. Por lo tanto, el radioterapeuta o radio oncólogo y otros miembros de un equipo deciden el papel que jugará la radioterapia en el tratamiento de cada paciente en particular. Una vez tomada la decisión, se considera si la radioterapia será empleada como un tratamiento definitivo, paliativo o simultáneo con quimioterapia y cirugía.

Reacciones secundarias asociadas a la radioterapia

Las reacciones secundarias de la radioterapia se dividen en **reacciones secundarias agudas** y **crónicas**. Las reacciones secundarias agudas se presentan durante el curso del tratamiento y suelen durar entre dos y tres semanas después de su aplicación. Las reacciones crónicas pueden presentarse en cualquier momento, desde semanas hasta años, después del empleo de la radioterapia. Los pacientes suelen ser más propensos a los efectos secundarios agudos, que suelen ser incómodos pero generalmente se resuelven; las reacciones secundarias crónicas tardan más tiempo en resolverse, quizá den más molestias al paciente; pero una vez terminado el tratamiento, en la gran mayoría de los casos éstas se resuelven. Cabe mencionar que solamente un mínimo porcentaje de los pacientes permanece con éstas.

Estos efectos suelen observarse con mayor frecuencia en los tejidos que se multiplican rápidamente, como las membranas que recubren los tejidos, por ejemplo, el tejido que recubre el interior de la boca; a esta inflamación se le llama *mucositis* y cuando se presenta el paciente sufre lesiones dolorosas (**úlceras**), que en ocasiones pueden impedirle alimentarse.

Otro efecto secundario de la radioterapia es **la disminución o pérdida del sentido del gusto,** que suele presentarse en la segunda semana del tratamiento. También puede que disminuya la producción de saliva del paciente, lo que le causa resequedad de boca. Esto puede causar que los pacientes pierdan el apetito o tengan problemas para pasar el alimento, lo que trae pérdida de peso. La recuperación del sentido del gusto suele ser lenta y, en ocasiones, no se recupera totalmente. La radiación no sólo afecta la producción de saliva sino también sus características naturales, lo que predispone la aparición de caries.

En ocasiones, la piel también puede resultar afectada después de una semana de tratamiento: Se pone roja y se inflama (como en una quemadura por el sol). Estas áreas suelen ser más propensas a una infección y este problema aumenta si además de radioterapia, el paciente recibe quimioterapia simultánea.

La radioterapia también ocasiona cambios en la coloración de la piel, e inclusive una quemadura más severa, la recuperación de estas lesiones puede tomar al menos tres semanas. La pérdida del cabello es un efecto reversible, el cabello vuelve a crecer después de pocas semanas, una vez que ha finalizado el tratamiento.

Las reacciones secundarias tardías incluyen daño del tejido expuesto a la radiación, por ejemplo, los huesos, los cuales suelen hacerse más débiles. Aunque «se dice» que las radiaciones mismas pueden provocar cáncer, esto depende mucho de la aparición de un segundo tumor, relacionado con la naturaleza propia del paciente más que con las radiaciones.

La radioterapia aumenta el riesgo de desarrollar en el futuro un segundo cáncer, sin embargo, esto depende de la dosis empleada y de otros mecanismos que hacen más susceptibles a los pacientes, los mismos que causaron el tumor primario en el pulmón.

Con lo anterior tratamos de darte una explicación sencilla de lo que es la radioterapia, y cómo se utiliza.

Como verás, si bien los efectos secundarios que la radioterapia provoca pueden ser desde leves hasta muy molestos para el paciente, los beneficios que esta forma de tratamiento ofrece son invaluables en el tratamiento del cáncer.

•

Sabemos que este tipo de información podría parecer desesperanzadora; la doctora Claudia y yo queremos darte a conocer la mayoría de las reacciones que provoca la radioterapia, sin embargo, debes estar consciente de que cada persona es distinta y las reacciones también lo serán, así que no des por hecho que todos los que padecen cáncer de pulmón reaccionan igual ante la radioterapia. Cualquier intervención que el médico realice al organismo, ya sea la administración de medicamentos, la cirugía y en este caso la radioterapia puede tener efectos secundarios. Por ejemplo, imagínate que tienes un fuerte dolor de cabeza que te impide ir a trabajar, entonces te tomas un analgésico y después de tomarlo aunque se te quita el dolor de cabeza te arde el estómago, podrías irte a trabajar así; pero también podrías tomarte un antiácido que te quite el ardor de estómago para que te sientas bien y no sufras el dolor de cabeza ni el ardor estomacal. Lo mismo sucede con la radioterapia, que es un método agresivo para el paciente y podría provocar efectos secundarios (no lo negamos); sin embargo, la tecnología ha ido avanzando y dichos efectos han disminuido y en la gran mayoría de los casos tenemos medicamentos o acciones médicas que nos permiten prevenirlos o contrarrestarlos, además, es importante mencionarte que si bien estos efectos podrían ser molestos, ninguno de ellos pondrá en peligro la vida del paciente y desaparecerán una vez que el tratamiento ha concluido.

QUIMIOTERAPIA
¿EN QUÉ CONSISTE Y CÓMO FUNCIONA?

DR. JORGE CARLOS TORRES FLORES

QUIMIOTERAPIA SIGNIFICA, LITERALMENTE, «curación química». Por lo tanto, se trata de usar sustancias químicas para curar enfermedades. La asociación más frecuente que hacemos es con los medicamentos que se usan para tratar el cáncer. Explicaremos los diferentes tipos de quimioterapia, algunos de sus efectos secundarios más frecuentes y **preguntas que un paciente con cáncer de pulmón debe hacer a su médic**o antes de comenzar este tipo de tratamiento. A estos medicamentos también se les llama *citostáticos*, que significa que detienen el crecimiento del tumor; o bien *antineoplásicos*, que destruyen el tumor.

Breve historia de la quimioterapia. En la década de 1940 a 1950, los farmacólogos Alfred Gillman y Louis Goodman se dedicaron a investigar la potencia y capacidad de distintas sustancias para el tratamiento del cáncer. Sus primeros esfuerzos se centraron en el gas mostaza, que se usó como arma química en la Primera Guerra Mundial. Ellos notaron que en los cadáveres de los soldados que fueron afectados con este gas, los ganglios de su tejido linfático eran de menor tamaño de lo normal.

De estas investigaciones resultaron los primeros medicamentos usados como quimioterapia. En un inicio, estos esfuerzos se centraron en los cánceres del sistema sanguíneo como leucemias o linfomas. También hicieron diversos estudios con ácido fólico, esencial para fabricar ADN que es la sustancia que se encuentra en el núcleo de la célula y le transmite información, en los peores casos para su crecimiento desordenado. Tanto los estudios de ácido fólico como los derivados del gas mostaza mostraron resultados poco duraderos.

Décadas después, nuevos avances hicieron posible que se pudieran tratar los tumores sólidos, entre ellos el cáncer de pulmón. Diversos medicamentos como el *Carboplatino*, el *Placitaxel*, entre otros, fueron desarrollados en los Estados Unidos por diversas corporaciones, entre ellas empresas farmacéuticas privadas apoyadas por fundaciones de lucha contra el cáncer y, aunque resulte increíble, en algunas investigaciones intervinieron hasta algunas industrias tabacaleras.

Un dato que debe destacarse es que **la quimioterapia para el cáncer de pulmón no se basa en la aplicación de un solo medicamento ni de una sola dosis.** La quimioterapia puede ser útil bajo algunas de las siguientes situaciones:

Se puede utilizar en conjunto con la radioterapia, esto con el fin de disminuir el tamaño del tumor *antes* de una cirugía para remover el tumor.

En otras ocasiones, se utiliza *después* de la cirugía, para terminar de destruir algunas células enfermas que hayan quedado.

Cuando se administra como tratamiento único es en los casos en que el tratamiento con cirugía no ofrezca ninguna posibilidad de curación.

La quimioterapia se administra por ciclos, en programas que duran de dos a tres días en promedio; posteriormente, hay un periodo durante el cual el paciente descansa y se recupera; luego estos ciclos se repiten a lo largo de seis semanas, aproximadamente. Sobre la aplicación de quimioterapia, **es importante que el oncólogo o quimioterapista certifique que el estado de salud del paciente que la va a recibir sea adecuado**, que no existen otras infecciones en el momento de aplicarla, que el paciente no tiene anemia o estados de desnutrición.

En la mayoría de los tratamientos para el cáncer pulmonar se utilizan combinaciones de dos medicamentos, todavía no se ha demostrado que aplicar un tercer medicamento provoque la cura o el aumento en sobrevida, es decir, el tiempo que vive el paciente después de recuperarse del cáncer.

¿Qué tipos de quimioterapia existen?

Existen cientos de medicamentos *quimioterápicos* que actúan de acuerdo con diferentes mecanismos, se administran de modos distintos y tienen diferentes esquemas de tratamiento, debido a que este no es un libro de medicina daremos una explicación breve y sencilla.

La quimioterapia puede ser *intravenosa*, que es la más frecuente y se administra a través de las venas; *oral*, el paciente toma la medicina; *intramedular*, es decir que se aplica dentro de la médula ósea.

En cuanto a su mecanismo de acción, se puede decir que estos medicamentos se pueden clasificar en:

Alquilantes: Esto significa que causan daño al DNA. El DNA está en el núcleo de todas las células tumorales y es el que permite su reproducción desordenada.

Antimetabolitos: Sustancias que impiden el funcionamiento de ciertas proteínas, como el ácido fólico, necesarias para mantener a las células en crecimiento, vivas (en este caso las células tumorales).

Antitumorales: Derivados de ciertas plantas.

E incluso **antibióticos con efecto antitumoral.**

Tenemos que mencionar que existen **muchos medicamentos** que se han investigado y que **pueden usarse en el tratamiento del cáncer** como quimioterapia, algunos de los que más se utilizan son Cisplatino, Carboplatino, Docetaxel, Irinotecan, Gemcitabina y Vinblastina. Existen cerca de cien medicamentos, la decisión de cuál se utilizará está en manos del médico oncólogo, que debe evaluar la situación de salud del paciente al recibir el tratamiento y las características del tumor y su grado de agresividad.

El objetivo de la quimioterapia es curar el cáncer, esto no siempre es posible porque depende de diversos factores, como el tipo de cáncer, el tamaño del tumor y la extensión o etapa (si hay metástasis o no). Otro objetivo es disminuir el tamaño del tumor para que se pueda quitar más fácilmente en una cirugía, también sirve para disminuir la aparición de metástasis.

¿Qué efectos adversos puede tener la quimioterapia?

Como ya dijimos, el objetivo de la quimioterapia es detener el crecimiento del cáncer; sin embargo, también pueden resultar afectadas las células normales (que también se reproducen continuamente) y cualquier otro órgano o sistema. Los órganos más afectados suelen ser la piel (incluido el cabello), el interior de la boca (presencia de ulceraciones), el aparato digestivo y las células de la medula ósea (que es donde se producen los glóbulos rojos y blancos). Ciertos tratamientos pueden inflamar algunos órganos vitales como el corazón, algunos órganos cercanos a los pulmones como pudiera ser el esófago, estomago o tiroides, y el riñón, por eso si un paciente sufre efectos secundarios que se salgan del marco usual durante la terapia, debe acudir a su médico para saber qué medidas se tomarán al respecto.

Ahora, los pacientes deben saber que sólo mediante exámenes médicos, radiografías, análisis de laboratorio y algunas otras pruebas el médico se dará cuenta si la quimioterapia está surtiendo efecto, la simple presencia de efectos secundarios no es una indicación de que esté fallando.

Algunos de los efectos secundarios más frecuentes:

- Caída de pelo.
- Infecciones.
- Anemia.
- Sangrado fácil.
- Moretones sin golpes.
- Úlceras orales.
- Diarrea o malestar estomacal.
- Náusea y vómito.
- Disminución de peso.
- Falta de apetito.
- Fatiga y cansancio excesivo.
- Adelgazamiento de la piel.

La mayoría de estos efectos secundarios son pasajeros o ceden con el tratamiento apropiado; en ocasiones se pueden administrar medicamentos antes de la quimioterapia para tratar de disminuir estos efectos secundarios.

En ciertos casos, aunque en menor cantidad de pacientes, **la quimioterapia puede inflamar algunos nervios,** esto cusa síntomas como dolores musculares generalizados, sensación de adormecimiento en alguna parte del cuerpo, ardor e intolerancia al frío o al calor, a esto se le llama *neuropatía periférica* y en la mayoría de pacientes afectados desaparece al concluir el tratamiento aunque en algunos casos puede durar más tiempo.

Si aparece cualquier efecto secundario por la quimioterapia deberá reportarse al médico, pero si este efecto es severo o el paciente es intolerante a él, sólo el médico podrá decidir si disminuir las dosis, cambiar el medicamento o suspender definitivamente la quimioterapia.

Los pacientes deben tener en cuenta que **la quimioterapia** es un tratamiento delicado, que **debe administrarse sólo por médicos certificados**, es decir, con especialización en oncología.

Psicoterapia

¿Es necesaria?

10

Sí, y es benéfica. Debemos tener en cuenta que no sólo se acude a psicoterapia por un «problema mental», un **terapeuta puede ser una ayuda y un apoyo para cualquier paciente** que atraviese por momentos difíciles. Como decíamos en páginas anteriores, la sola noticia de que alguien padece cáncer es muy impactante y en la mayoría de los casos resulta catastrófica: La vida del paciente cambia de un día para otro, parece que sus expectativas e ilusiones se desmoronan en un instante. Todo esto tiene consecuencias en el estado de ánimo de casi todos los pacientes; algunos, pero son los menos, logran sobreponerse solos a este impacto. La mayoría necesita el apoyo de otros profesionales, como psicólogos o psiquiatras que le ayuden para que se sobreponga al diagnóstico, y maneje de la mejor manera los problemas que se presentan durante su tratamiento o —hay que mencionarlo— para que enfrente la realidad de un fracaso terapéutico o una respuesta pobre al tratamiento y un desenlace próximo; en este último caso, como se mencionó antes, es importante que el paciente consulte a un tanatólogo, para que lo ayude a entender y afrontar esa última etapa.

Ya establecimos que el cáncer pulmonar es una enfermedad que desde hace poco ocupa uno de los lugares más altos en cuanto a mortalidad, quizá porque el paciente llega con mucho retraso a su diagnóstico, también mencionamos al tabaquismo como una de sus causas y uno de los factores directamente relacionados; pues bien, últimamente se ha contemplado una idea: ¿Existen personalidades o estados de ánimo que hagan al paciente más propenso al cáncer? Se han realizado muchos estudios con grupos de pacientes con cáncer para determinar si en verdad existen este tipo de personalidades y se ha llegado a conclusiones importantes.

Como **el tabaquismo es la primera causa de cáncer**, es de esperarse que un paciente sepa que si fuma corre el riesgo de padecer esta enfermedad, y si aun así insiste en continuar con ese hábito: ¿Actitud de autodestrucción?, ¿depresión?, o simplemente piensa: «De algo me he de morir» o «a mí no me va a tocar». Todas estas actitudes indican una alteración emocional y si al final se llega a un diagnóstico con ellos, esta personalidad puede empeorar y puede dar origen a alteraciones emocionales podrían ser severas y ponen en riesgo la salud entera del paciente.

Otras observaciones han demostrado que una vez que el paciente conoce su diagnóstico entra en un estado de desánimo que, junto con la enfermedad, hace que pierda peso. La pérdida de peso, aunque en ocasiones no sea tan severa, puede ser por sí misma una causa de disminución en la sobrevida o de un fracaso en el tratamiento.

Los efectos secundarios de los tratamientos también influyen en el estado de ánimo: La caída del cabello, las náuseas, los vómitos, los efectos locales de la radioterapia, también tienen un impacto negativo en el ánimo del paciente; a veces, incluso lo determinan, muchos pacientes suspenden o intentan suspender el tratamiento por un estado de depresión severo, lo que conlleva todavía mayores riesgos.

No hay estudios que demuestren la existencia de alteraciones emocionales en los familiares de los pacientes con cáncer, sin embargo, se presentan. De hecho, se ha detectado que muchas de las personas directamente relacionadas con el paciente (pareja, hijos, padres) sufren de sentimientos de duelo o luto anticipado en el momento de conocer el diagnóstico, el problema es que transmiten este sentimiento al paciente mismo. Aquí viene otra situación, el paciente «se da por muerto» antes de iniciar cualquier tipo de tratamiento.

Todas estas situaciones tendrán que detectarse a tiempo, por eso es que **el grupo médico que trate al paciente y la gente que lo rodea deben estar familiarizados con los primeros signos de alarma.** Los primeros signos en aparecer son insomnio, disminución del apetito sexual, pérdida de interés o capacidad en el trabajo, preocupación excesiva por la familia y disminución en la capacidad de concentración. Es importante mencionar que no tienen que presentarse todos al mismo tiempo, con que se presenten dos de estos síntomas —y en ocasiones con uno solo basta— todos deben ponerse alerta, los médicos y la familia para buscar de inmediato ayuda profesional.

Ya sabemos que existen cambios de ánimo en la mayoría de los pacientes que se diagnostican con cáncer pulmonar (y con cualquier tipo de cáncer) por ello debe tenerse un especial cuidado para detectar las primeras señales de alarma, pero ¿sucede algo más en el cerebro de estos pacientes que los hace más propensos a tener estos trastornos en su estado de ánimo? Esto es lo que se ha investigado hasta el momento:

Algunas alteraciones en el estado de ánimo son importantes en la respuesta al estrés que sufre el paciente con cáncer, y este estrés provoca cambios importantes en el organismo; en cuanto al control del cáncer que afecta a las defensas del organismo para atacar al tumor, favorece la inflamación y la formación de circulación dentro de él, esto puede ayudar a su crecimiento y su capacidad de mandar siembras a otros órganos: Todo esto, claro, altera la calidad de vida del paciente. Digamos que el desánimo favorece al tumor y, por lo tanto, la enfermedad, lo que no es contraproducente para el paciente.

Se entiende por *estrés* un evento que resulta negativo para la vida del paciente y la incapacidad de éste para enfrentar dicho evento: El diagnóstico de cáncer, por supuesto resulta estresante.

El estrés severo suele desencadenar depresión y ansiedad, ambas muy frecuentes en pacientes con cáncer que, en algunos, pueden llegar a ser graves.

Se ha demostrado que el apoyo emocional es un recurso que actúa sobre la ansiedad y la depresión; además, disminuye el estrés y sus efectos sobre la salud física y mental.

Pero ¿qué sucede en el organismo? Bueno, está comprobado que las situaciones de estrés activan algunas regiones del cerebro y una glándula, la hipófisis. Esta glándula, que ha sido llamada «la glándula madre», libera hormonas que estimulan a otras glándulas del organismo, que a su vez secretan otras hormonas, las cuales actúan en diferentes partes del organismo. Por ejemplo, el hipotálamo es capaz de estimular la *glándula suprarrenal*, que se ubica sobre los riñones y que secreta una sustancia similar a la cortisona. El hipotálamo también genera otras sustancias que estimulan a los nervios que se encuentran en los ganglios (que es donde se producen las células que atacan a los tumores), esta liberación irregular de sustancias hace que la respuesta del organismo, así como la producción de células encargadas de la destrucción tumoral, actúen irregularmente, lo que llega a favorecer el crecimiento del tumor.

Se han realizado estudios en pacientes con cáncer en los que se ha observado que estas células «devoradoras de tumores» se encuentran mayormente activas en pacientes que son sometidos a apoyo psicológico y disminuyen sus niveles de estrés, que en aquellos pacientes que no reciben ningún apoyo psicológico.

Otra observación interesante es que se han efectuado conteos, en análisis de sangre, de estas «células devoradoras de tumores» y se ha visto que existe una mayor capacidad de aparición de nuevos tumores en pacientes que tienen menor número de estas células, cabe mencionar que su producción disminuye bajo situaciones de estrés.

Todos los tumores tienen un comportamiento diferente al tejido normal, existe una condición que hace más grave y más maligno cualquier tumor (incluyendo el cáncer de pulmón): La capacidad que tenga el tumor mismo de alimentarse, esto lo efectúa mediante la formación de circulación propia, que se encuentra conectada a la circulación general del paciente; es mediante estos vasos sanguíneos que el tumor, además de alimentarse, puede mandar siembras a otros órganos a distancia, es decir, distribuir sus células malignas a cualquier parte del organismo. ¿Cómo lo hace?, bueno pues utiliza una sustancia que secreta el mismo tumor llamada «factor de crecimiento de vasos», este factor es producido mediante la acción del cortisol, y (ya mencionamos) es en el cerebro donde se secreta esta sustancia, que aumenta en situaciones de estrés.

También se ha visto que las hormonas del estrés, debido a que liberan otras sustancias, favorecen el crecimiento tumoral: La inflamación es una característica de todos los tumores, y la relación entre angustia, depresión e inflamación, puede aumentar, ya que una de las características de estos estados es la liberación de sustancias que favorecen la inflamación, mediante las hormonas del estrés.

Pero, además, estas sustancias que favorecen la inflamación pasan a la circulación y llegan al cerebro, en donde también generan síntomas como estado de ánimo depresivo, fatiga, pérdida de apetito, alteraciones en el sueño, problemas en la concentración y reducción en la actividad física, convirtiendo el estrés, la angustia y la depresión en un círculo vicioso.

Es por eso que, para un paciente con cáncer, las intervenciones profesionales para manejar el estrés de saberse enfermo y para evitar estados como depresión y angustia, tienen un efecto positivo, tanto en la evolución del paciente como en la mejora de la sobrevida.

Fisioterapia y rehabilitación

¿Para quién?

Fisioterapia y rehabilitación son dos conceptos que van de la mano y que, por lo general, se practican en conjunto. En la *fisioterapia* se utilizan todos los recursos médicos para que, mediante técnicas especiales de ejercicio, manejo de la movilidad y empleo de algunos aparatos, el paciente mejore una función del organismo que se encuentra deteriorada. Por otro lado, en la *rehabilitación* se trata de que el paciente recobre la función de un órgano y aumente su capacidad para retomar sus actividades diarias, mediante la fisioterapia más otras medidas nutricionales, psicológicas y familiares.

En cuanto al cáncer pulmonar, en la mayoría de los casos no se presenta solo, generalmente está asociado a otras enfermedades, la principal de ellas es la EPOC (enfermedad pulmonar obstructiva crónica) que es el daño principal que sufren los pulmones como consecuencia del hábito de fumar y que no tiene que ver con el cáncer; anteriormente se le conocía como bronquitis crónica y <u>enfisema</u>.

De hecho, la rehabilitación y fisioterapia respiratoria tuvieron su origen en grupos de pacientes con este padecimiento; aunque después su campo fue ampliándose a otras enfermedades pulmonares el principio básico es el mismo: Lograr que el paciente recupere su capacidad de respirar sin molestias, disminuir la cantidad de flemas que se acumulan en los pulmones, mejorar su capacidad para realizar ejercicio y reintegrarse en buenas condiciones a sus actividades familiares y laborales.

La fisioterapia y rehabilitación respiratoria no es un tratamiento que lleve a cabo un solo médico, se realiza gracias a un conjunto de médicos: Técnicos, nutriólogos, psicólogos y varios más; algunos de ellos con especialidad de terapia física, otros en terapia ocupacional, algunos para dar apoyo psicológico y otros para brindar apoyo y consejos nutricionales.

Esta pregunta está dividida en dos partes: La primera es una explicación sobre estas técnicas de rehabilitación. La segunda parte está relacionada con la rehabilitación de los pacientes que van a operarse o ya fueron operados de cáncer y que, además, pueden tener una enfermedad crónica como EPOC o alguna otra enfermedad pulmonar; esta división obedece a que los pacientes que más requieren rehabilitación y fisioterapia son los que fueron operados de tórax con el objeto de retirar el tumor.

Este tipo de terapia no es sencilla, casi siempre se debe llevar a cabo diariamente, en una institución con buenas instalaciones y con el personal entrenado; al principio, después de una cirugía, el paciente recibirá la terapia de rehabilitación mientras está internado, cuando sea dado de alta tendrá que acudir al hospital por lo menos tres veces por semana, ya que de esto depende el éxito del tratamiento. Sin embargo, la cantidad de pacientes que abandonan el tratamiento es muy alta, por el esfuerzo que representa acudir cada día al hospital.

La intervención de un neumólogo es muy importante para determinar qué tipo de programa de rehabilitación respiratoria se va a proporcionar al paciente, este médico es el que mejor sabe el estado que guardan los pulmones del paciente y cuáles son sus necesidades, por ejemplo, ¿es un paciente con una función pulmonar limitada pero estable?, ¿es un paciente con incapacidad respiratoria que requiere oxígeno? O puede ser un paciente con tal grado de incapacidad que le impide, aun con oxígeno, llevar a cabo sus actividades cotidianas. También es importante que el neumólogo tenga un criterio certero para determinar cuál fue la enfermedad o evento que llevó al paciente a estas condiciones, y que diseñe, junto con el personal de rehabilitación, sistemas o programas que no pongan en riesgo al paciente con ejercicios o maniobras que en lugar de beneficiarlo lo perjudiquen.

Prácticamente todos los pacientes con enfermedades pulmonares crónicas, como EPOC, que presenten síntomas deberán ser incluidos en un programa de rehabilitación, la edad no es un impedimento para la rehabilitación, se requiere que el paciente sea ex fumador o se encuentre en tratamiento para dejar el tabaco y que no tenga cáncer pulmonar activo al momento de iniciarla, excepto si se va a operar y el médico quiera, mediante unas sesiones previas a cirugía, que mejore su función pulmonar y así su capacidad de tolerancia a la cirugía misma.

> Rehabilitación es un término que significa hacer que algo o alguien vuelva a ser útil, mediante el empleo de acciones o medidas que ayuden a su recuperación, en el caso de los pacientes, que este se valga por sí mismo, que disminuyan o desaparezcan los efectos que una enfermedad o el tratamiento han dejado en su organismo.

En este caso, el cáncer pulmonar. Para esto es importante saber cuáles son estas limitaciones que sufre nuestro paciente, ¿son únicamente alteraciones a nivel del aparato respiratorio?, ¿existen otros sistemas como el muscular que se encuentren afectados por el desgaste mismo de la enfermedad o los tratamientos? En fin es importante realizar un examen profundo de cuáles son las necesidades del paciente en cuanto a poder reacondicionar, o readaptar esas partes del organismo que se encuentran funcionando mal, los estudios podrán ser variados y lo mismo, el o los ejercicios que se le impongan al paciente, muchas de estas intervenciones tendrán que ser apoyadas por los médicos que se encuentran a cargo del caso del paciente ya que son los que más conocen el estado de salud del mismo y lo que puede o no hacer, con el objeto de recobrar una calidad de vida optima.

Dentro del programa de rehabilitación respiratoria debemos de incluir: El control del tratamiento médico que está llevando a cabo nuestro paciente, la educación del mismo y la familia, la fisioterapia respiratoria que consistirá en reeducar los músculos respiratorios para facilitar la entrada y salida del aire, facilitar la expulsión de flemas, técnicas para poder desarrollar ejercicios de acuerdo a sus capacidades.

Antes de iniciar cualquier programa de rehabilitación respiratoria debemos conocer cuál es el estado que guarda el organismo, pero principalmente la función respiratoria, de ahí que es completamente necesario realizar algunas evaluaciones previas, estas incluirán: Historia clínica completa que nos indicara el esta de salud del paciente. Radiografía de tórax, para conocer el estado que guardan sus pulmones antes de iniciar el tratamiento y si existen algunas lesiones en los pulmones que limiten la rehabilitación. Electrocardiograma, que nos permitirá saber aunque sea en forma poco precisa si el corazón del paciente se encuentra capacitado para realizar ejercicio físico intensivo. Pruebas de función pulmonar, con este estudio conoceremos la capacidad que guardan los pulmones para respirar, que cantidad de aire entra y sale de ellos y la capacidad de oxigenación de los mismos, lo ideal es hacer estas pruebas en reposo y ejercicio, por último realizar un cuestionario al paciente de calidad de vida ¿qué queremos decir con esto? Bueno, cuál es la percepción que el paciente tiene de su enfermedad, cómo lo está afectando, qué incapacidades tiene, qué espera del programa, en general cómo se siente.

Existen muchos cuestionarios de calidad de vida que se realizan en los servicios de rehabilitación respiratoria, depende del sitio donde se lleve a cabo este programa, será el cuestionario que se aplique al paciente, para poder determinar sus necesidades en forma particular y tratar de solucionarlas; es importante que el paciente responda a este cuestionario al principio, a la mitad y al finalizar el programa, para calificar el éxito o fracaso del mismo.

Es de suma importancia que el paciente conozca su enfermedad, qué lo llevó a padecerla y qué le ofrece la rehabilitación.

Cuando un paciente va a rehabilitación respiratoria su síntoma principal es la falta de aire y baja oxigenación, esto puede generar angustia, estrés y, en ocasiones, depresión; por eso un programa de rehabilitación debe contar con profesionales enfocados en dar psicoterapias ya sea individuales o de grupo para enseñar al paciente a manejar estas situaciones emocionales; este mismo sistema se empleará en pacientes fumadores para ayudarlos a abandonar el hábito y disminuir complicaciones y enfermedades. Algunas de estas terapias utilizan técnicas de relajación para disminuir la tensión y así los pacientes necesitan menos cantidad de energía en cada respiración.

La alimentación del paciente es sumamente importante, lo ideal es que se mantengan en su peso ideal; muchos de los pacientes, por la enfermedad misma o por el estrés que les provoca, dejan de comer, esto trae como consecuencia una disminución en la energía que necesitan sus músculos para poder respirar, por lo tanto si alguien tiene cáncer es indispensable que acuda a solicitar una asesoría nutricional con un especialista, para que sepa cuáles son las carencias y los puntos clave de su nutrición, es decir, «qué debe comer» y «cuánto debe comer», esto le va a ayudar a mantener una fuerza muscular adecuada y esto le permitirá respirar bien.

En esto consiste la rehabilitación respiratoria en general. Acerca del cáncer y la rehabilitación pulmonar específicamente: A este tipo de programa no pueden acudir pacientes que estén enfermos de manera activa, tampoco si están bajo tratamiento con radioterapia y quimioterapia; el programa debe iniciar cuando el paciente ya haya terminado estos procedimientos o, como mencionamos anteriormente, antes de una cirugía programada para mejorar su función pulmonar, o después de una cirugía para rehabilitar el tejido pulmonar restante. Los objetivos finales de la rehabilitación son:

- Mejorar la función pulmonar.
- Aumentar la sobrevida.
- Disminuir el número de hospitalizaciones por problemas pulmonares.
- Disminuir la sensación de falta de aire.
- Aumentar la capacidad del paciente de hacer ejercicio y su tolerancia al esfuerzo.
- Cambios en la calidad de vida, que es el más deseado por cualquier paciente.

Ahora, algunas consideraciones en lo que se refiere a re-habilitación respiratoria en un paciente que se va a operar o ya fue operado de tórax (si le extirparon un tumor, le retiraron una parte del pulmón o un pulmón completo):

La rehabilitación respiratoria es un punto de apoyo muy importante en el tratamiento de los pacientes que van a ser sometidos a cirugía de tórax (*toracotomía*). Toda cirugía de tórax va a provocar alteraciones en la capacidad respiratoria del paciente, si a esto se agrega la extirpación de una parte del pulmón, es importante que la función pulmonar se adapte lo más pronto posible a esta nueva situación. Hay diferentes medidas que se deben tomar con respecto a la cirugía torácica: En primer lugar, el médico debe prevenir las complicaciones inmediatas, como una respiración pobre o un aumento de moco en los bronquios; también es importante que el médico se ocupe de tratar al paciente (también antes de la toracotomía) para dismi-nuir riesgos de embolias pulmonares y ayude al paciente a manejar el dolor que la misma cirugía provocó para que no le impida una respiración adecuada.

Una de las técnicas más empleadas en la cirugía de tórax consiste en iniciar cuanto antes con ejercicios del diafragma, es decir, hay que reeducar al diafragma a moverse adecua-damente, por eso el paciente debe hacer ciertos ejercicios para que empiece a respirar profundo y mejore su capa-cidad para expulsar flemas; el médico debe buscar que el paciente logre una capacidad de tos eficaz, y aprenda téc-nicas de relajación y control de su respiración.

La rehabilitación respiratoria se puede realizar en tres fases:

- En el *preoperatorio*, es decir antes de la cirugía.
- En el *post operatorio*, después de la cirugía.

- En el *tratamiento* de alguna posible complicación después de la cirugía.

En el preoperatorio el médico le debe explicar al paciente cuáles son las técnicas de rehabilitación y la razón de los ejercicios que va a realizar antes y después de la cirugía, es importante que el paciente colabore con toda su energía para que su recuperación sea lo más rápida posible.

Lo principal que debe saber un paciente antes de la cirugía:

- Tiene que poder realizar ejercicios de respiración forzada.
- Aprender a provocarse la tos para no retener flemas.
- Aprender a adoptar una posición cómoda y adecuada una vez que salga de quirófano.
- Aprender ejercicios de relajación y cómo adquirir una buena postura.

Después de la operación, además de las técnicas anteriores, un paciente debe realizar ejercicios para mejorar la movilidad de tronco y de la columna, de las extremidades y, quizá, necesite algunas sesiones de masaje. Ahora bien, aunque un paciente haya sido sometido a una operación en la que le retiraron una parte del pulmón y tenga que pasar a una unidad de terapia intensiva, aun ahí puede entrar en rehabilitación pulmonar, con técnicas que ayuden a mejorar el movimiento de los pulmones y la expulsión de flemas. Y si, por alguna situación de la cirugía, el paciente tiene que estar apoyado por un respirador artificial, el principal objetivo de la rehabilitación es lograr que recupere su respiración espontánea, mejore la potencia de sus músculos respiratorios, pero sobre todo que colabore lo más que pueda con esta rehabilitación para que le retiren el respirador lo más pronto posible (las sesiones siempre son cortas, para evitar la fatiga del paciente).

Todo esto es para pacientes que son sometidos a cirugías y conservan parte del pulmón, el objetivo de la rehabilitación es mantener en las mejores condiciones posibles el pulmón, esto se realiza mediante la corrección de malas posturas (que además disminuyen el dolor), ejercicios de fortalecimiento de diafragma, asistencia y efectividad de la tos, entrenamiento de su nueva capacidad pulmonar y, ya que el paciente vuelve a caminar, un adecuado control respiratorio de la marcha. Lo que se recomienda es que tenga dos sesiones diarias y el equipo que lo atiende debe entrenar al paciente para que él realice los ejercicios en casa.

¿QUÉ HAY CON RESPECTO A LA
MEDICINA ALTERNATIVA?

Muchas veces sucede que a un paciente ya se le dio el diagnóstico de cáncer pulmonar, ya se le ofrecieron las posibles terapias y se le explicaron las posibilidades de éxito de cada una y, sin embargo, cuando el paciente atraviesa por las etapas de coraje, de rabia, y de negación a su enfermedad, es frecuente que retrase el tratamiento. O quizá se pregunte «¿El doctor me está alarmando más de lo necesario?»; ¿será posible que no esté tan enfermo y sólo quieren experimentar conmigo?»; «¿Sería mejor buscar una segunda opinión?» O intervienen terceras personas, es decir amigos o familiares del paciente, que le recomiendan otro tipo de intervenciones «no médicas» o «no alópatas», porque ellos conocen a alguien que, con tal o cual tratamiento, no sólo «se curó del cáncer» sino que «hasta recuperó años de vida».

Es muy comprensible que el paciente esté en estado de confusión y esté dispuesto a hacer «lo que sea» con tal de curarse. A veces, este ánimo lleva al paciente a tomar decisiones equivocadas o no adecuadas para su enfermedad. Yo, como médico, siempre hago lo mismo: Les digo a mis pacientes con cáncer pulmonar que están en su derecho de pedir una segunda opinión, siempre y cuando esta segunda opinión sea con el especialista indicado y que no dejen a la deriva o pongan su salud y su vida en manos inexpertas, porque lo único que lograrían es disminuir las posibilidades de éxito por una pérdida involuntaria de tiempo o inclusive acelerar el padecimiento. Aquí es donde entran las prácticas o tratamientos secundarios conocidos como medicina alternativa o complementaria.

¿En qué consiste cada una? **La *medicina alternativa* es la que sustituye los tratamientos médicos convencionales para combatir la enfermedad.** *La medicina complementaria* es aquella que junto con la medicina tradicional ayuda al tratamiento del paciente.

Por ejemplo, si un paciente que está bajo quimioterapia por cáncer pulmonar y tiene náuseas, se toma un té que le quita las náuseas: El té entra dentro de la medicina complementaria. Ahora, si ese mismo paciente deja la quimioterapia y decide probar otros sistemas como masajes, acupuntura, o tai-chi para curar el cáncer, entonces está buscando una cura en la medicina alternativa.

De ese ejemplo yo saco algunas conclusiones que recomiendo aplicar cuando un paciente utilice este tipo de medicina: **La medicina alternativa y la complementaria no deben utilizarse como sustituto de los tratamientos científicamente establecidos** e indicados para tratar el cáncer u otro problema de salud. La consulta con personas que se dedican a este tipo de medicina nunca podrá sustituir al profesional médico en cuanto a decisiones de tratamiento.

Es cierto que existen algunos datos que pueden resultar convincentes (hay algunos reportes muy aislados en revistas científicas), de que **algunos tratamientos con medicina alternativa o complementaria pueden ser útiles para mitigar los efectos secundarios** de algunos medicamentos utilizados en el tratamiento del cáncer como quimioterapia y radioterapia, principalmente las náuseas y la sensación de debilidad. Pongo como ejemplo la marihuana, que en algunas regiones de Estados Unidos se está utilizando de manera legal, en pacientes con cáncer, para disminuir estos efectos e inclusive para mitigar el dolor. Hasta el momento no existen reportes científicos de valor, es decir que aporten pruebas definitivas (estudios de laboratorio o investigaciones), que apoyen el uso de la medicina alternativa o complementaria para curar o prevenir el cáncer.

Por lo tanto, si un paciente con cáncer pulmonar piensa recurrir a este tipo de medicina, es muy importante que primero platique esta idea con su médico tratante o con el equipo médico que se encuentra a cargo de su caso, que le manifieste sus inquietudes: Qué tipo de medicina alternativa usará y, de ser posible, **el paciente mismo debe organizar que los médicos encargados de su caso se coordinen** con quienes le van a administrar los tratamientos alternativos o complementarios, evaluar los efectos secundarios o la posibilidad de que sean tóxicos y aumenten o disminuyan los efectos del tratamiento médico.

En nuestro país y en gran parte de Latinoamérica existen centros autorizados por las instituciones de salud regionales, donde se llevan a cabo tratamientos de medicina alternativa y complementaria. Es muy importante que **el paciente** recuerde que su salud es primero y que **debe investigar** —antes de someterse a cualquier tipo de tratamiento alternativo o complementario— **si está dentro de las normas de salud que rigen en su país.**

Un consejo general que puedo dar como médico y como especialista: Es adecuado desconfiar de falsas promesas, sobre todo si la promesa es de curación total o de prevención total. También es mejor dudar de los medicamentos «cura todo». Como todo en la vida, si algo suena milagroso o demasiado bueno lo más probable es que sea falso.

Algunos datos obtenidos de las encuestas nacionales de salud en Estados Unidos: En los años 2002 y 2007 se llevaron a cabo entrevistas entre varios pacientes de distintos padecimientos, se les pidió que hablaran de forma clara y muy detallada sobre el uso de medicina alternativa o complementaria, los resultados demostraron que más del 30% (es decir, uno de cada tres pacientes) había recurrido a este tipo de terapias y el número de pacientes aumentaba cuando sabían que padecían cáncer. Muchos no utilizaron sólo un sistema de medicina alternativa, sino que recurrieron a varios métodos al mismo tiempo.

Otro de los resultados interesantes es que la mayoría de pacientes que padecían cáncer, no creían que este tipo de métodos terapéuticos los curarían: Sólo los usaban para sentirse mejor, para mejorar las defensas de su organismo para combatir la enfermedad y para aliviar el dolor. Otro grupo de pacientes recurría a este tipo de medicina cuando sentía que los tratamientos convencionales (alópatas) no estaban surtiendo el efecto que esperaban. En el último grupo estaban los pacientes que no creían en la medicina convencional, y siempre habían recurrido a la medicina alternativa o complementaria, algunos durante generaciones.

Hasta ahora, los alcances de la medicina alternativa no se han estudiado de manera científica, tampoco se ha estudiado su seguridad; hay algunas publicaciones científicas que hablan de vitaminas con propiedades anticancerosas, lo mismo que algunos minerales, pero son reportes aislados.

Algunos institutos de cáncer en Estados Unidos han realizado estudios en ciertas sustancias que se comercializan (y mencionan esos estudios en sus anuncios) como auxiliares en el tratamiento de cáncer de pulmón, sin embargo, los estudios no han demostrado su eficacia para curar ni para prevenir el cáncer. Algunas de las sustancias sometidas a estudio:

- El selenio.
- Las vitaminas B6, B12, E y C.
- Los betacarotenos.
- La coenzima Q10.
- El calcio.
- El té verde.

Sólo mencionó algunas, en especial porque es posible que en el radio o la televisión haya anuncios que promuevan su consumo en personas con riesgo de padecer cáncer (fumadores, por ejemplo) o con cáncer ya diagnosticado.

Por otro lado, dentro de la medicina alternativa y complementaria destaca la herbolaria (medicina a base de hierbas) muy común en nuestro país y en algunas regiones de la India y el Oriente. Este tipo de medicina tampoco ha sido estudiada científicamente en pacientes con cáncer, desde el punto de vista de curación o prevención; y existen situaciones que pudieran llegar a ser peligrosas, ya que algunas plantas pueden tener compuestos químicos que intervengan con la quimioterapia u otros medicamentos que el paciente esté tomando, lo que aumenta o disminuye su efectividad.

Algunos métodos como la acupuntura han sido utilizados con éxito para aliviar vómitos y dolor en pacientes con cáncer.

Mencionamos antes el papel tan importante que juega el estrés en el cáncer (favorece su propagación, aumenta los síntomas, etcétera), pues bien, terapias como hipnosis, masajes, yoga y meditación pueden ser de utilidad para disminuirlo, sobre todo en pacientes que se encuentran en cuidados paliativos.

Si el paciente ya sabe que tiene cáncer, y ha decidido someterse a terapia alternativa o complementaria —y en esto sí he de ser repetitivo— debe recordar que **ninguna de estas medidas puede ni debe sustituir a la terapia médica convencional**, no para tratar su enfermedad en primer lugar; además, es muy importante que lo comente con sus médicos tratantes para evaluar los riesgos y beneficios de estas terapias complementarias.

También, es importante preguntarle al médico tratante si conoce el tipo de terapia alternativa a la que se someterá, qué riesgos corre el paciente, si tendrá efectos secundarios o si bloqueará o aumentará el tratamiento convencional que está recibiendo para el cáncer (radioterapia o quimioterapia). Y, sobre todo, debe estar seguro de la seriedad de quien le ofrece el tratamiento alternativo, **debe verificar si cuenta con los registros y cumple con las reglas establecidas por las instituciones de salud del país.**

También existen otros datos que resultan interesantes, se realizó un estudio en Cuba sobre medicina alternativa, donde se revisaron las publicaciones en los últimos 10 años acerca del tema y se encontró lo siguiente:

- Hasta 64% de los pacientes con cáncer recurren a la medicina alternativa en algún momento de su enfermedad.
- La terapia alternativa es cada vez más solicitada para los niños.
- El incremento en el número de pacientes es mundial, no se limita a una parte del planeta ni a un sistema económico o social específico.
- Las causas más mencionadas para elegir esta terapia son: Que no encuentran en la medicina convencional esperanzas para combatir su enfermedad. Temor a los efectos secundarios del tratamiento convencional. Altos costos del tratamiento y poco beneficio. Y

la creencia de que la medicina alternativa es menos dañina y «más natural».

Ahora mencionaremos algunos métodos alternativos más o menos comunes, puesto que es recomendable saber en qué consisten. Aunque, hay que aclarar, **ninguno de ellos previene ni cura el cáncer (o al menos no hay pruebas al respecto).**

Ayurveda: Es un método que tiene su origen en la India y se basa en el uso de hierbas y técnicas de meditación y masajes para mantener el equilibrio en el cuerpo, utiliza los elementos esenciales (tierra, agua, fuego, aire y universo). No tiene sustento científico y no se ha demostrado su utilidad para el cáncer.

Flores de Bach: También llamadas esencias florales de Bach, es el preparado en forma de té concentrado, algunas veces combinado con alcohol, que se presenta en frascos con gotero. Su propuesta de efecto medicinal es aliviar el estrés, puede actuar como relajante, disminuyendo la tensión (aunque no en forma medicinal) sino por efecto psicológico sobre la ansiedad y angustia. No tiene efecto médico sobre el cáncer.

Fitoterapia: Ofrece tratamientos para diversas enfermedades, entre ellas el cáncer. Se conoce como *herbolaria*, es una práctica muy tradicional en México y cuenta con muchos seguidores. Es importante saber que existen en todo el mundo centros encargados de impartir este tipo de tratamientos, se ha llegado a hacer estudios sobre los efectos benéficos de determinado tipo de plantas para combatir diversas enfermedades y, desde luego, muchos de los componentes químicos de algunos medicamentos están hechos a base plantas.

Algunas plantas tienen productos químicos que pueden ser tóxicos para el ser humano. Como ya se advirtió, no existe hasta el momento ningún documento científico que avale o pruebe la existencia de alguna planta que tenga efecto curativo o preventivo contra el cáncer de pulmón.

Aromaterapia: Es una rama de la medicina herbolaria, que utiliza aceites concentrados extraídos de plantas y árboles, los cuales se emplean por los aromas que despiden o directamente sobre la piel. No se considera como tratamiento para ninguna enfermedad, menos para el cáncer, se emplea únicamente para agradar el sentido del olfato con aromas suaves y perfumados. Habitualmente son productos sumamente concentrados y en ocasiones, si son aplicados directamente en la piel, pueden producir desde irritación hasta quemaduras, es importante saber que ninguna de las sustancias que se utilizan en aromaterapia deben ser ingeridas: Provocarían serias lesiones en el estómago. Su efecto en el cáncer es nulo.

Fototerapia: Es otra forma de medicina alternativa o complementaria, su objetivo es curar algunas enfermedades, incluyendo el cáncer de pulmón, mediante el empleo de luz. Pero no de la luz convencional, es decir, no es la misma que vemos, por ejemplo, al encender un foco: Se utiliza luz infrarroja o luz ultravioleta. Este tipo de luz no se detecta a simple vista y para manejarla se usan aparatos que la producen mediante técnicas especiales. Su empleo es delicado, ya que ambas pueden ocasionar lesiones que van desde quemaduras leves (del tipo de las quemaduras solares) hasta quemaduras serias. **Si la luz infrarroja o la ultravioleta se aplica sobre los ojos puede ocasionar ceguera.** En algunas situaciones médicas, este tipo de tratamiento está autorizado y se recomienda para calmar el dolor, sobre todo para algunas afecciones de los huesos (por el efecto de calor directo); sin embargo, este tipo de tratamiento no ha demostrado tener ningún efecto sobre el cáncer pulmonar. Para otras aplicaciones, se debe acudir a un centro autorizado, con personal debidamente entrenado y calificado.

Otra forma de fototerapia es la **terapia con láser**. Ésta sí existe en el ámbito médico pero sus indicaciones son muy precisas, ya que el manejo de los aparatos que se usan para esta terapia (los que emiten los rayos láser), son muy delicados y peligrosos, pueden producir quemaduras muy serias; sólo deben emplearse por médicos especialistas en láser, no cualquier persona puede administrarla y no hay ninguna información disponible sobre su efecto curativo en cáncer pulmonar.

Hidroterapia: La palabra significa curación o tratamiento con agua. Es de aplicación estrictamente externa; puede ser una forma de administrar calor, como los baños termales; también se usa para dar masaje, como en las tinas de hidromasaje; a veces se disuelven en el agua ciertas sales o esencias aromáticas para perfumar el agua. Si bien la hidroterapia es un componente que puede llegar a ser indispensable en algunos sistemas de rehabilitación de enfermedades o lesiones de músculos y huesos, no hay ninguna prueba científica que indique que la hidroterapia tiene un efecto benéfico para el cáncer pulmonar. Quizá su empleo como agente relajante ayude al paciente a manejar mejor el estrés y la angustia que conlleva el cáncer.

Iridología: Se trata de diagnosticar prácticamente todas las enfermedades a través del iris, casi siempre la aplica una persona que no es médico. Según la teoría de la iridología, en el iris del ojo se refleja todo el organismo y su funcionamiento. Esta práctica no ofrece tratamientos, únicamente diagnostica y, según cierto enfoque, puede ser preventiva: De acuerdo a quienes practican la iridología, el iris indica si alguien es propenso a sufrir determinada enfermedad, incluyendo cáncer. Pero hay que tomar en cuenta algunos factores, por ejemplo: Si un fumador recurre a esta terapia, cuando va a que lo revisen, el iridiólogo se acerca a revisar sus ojos y es lógico que detecte olor a cigarro, en ese momento puede afirmar que esa persona está en peligro de padecer cáncer pulmonar y, en efecto, tiene hasta 35 % de posibilidades de atinarle. Sin embargo, no existen pruebas científicas que avalen que esta práctica tenga utilidad para la prevención ni para el diagnóstico y mucho menos para el tratamiento del cáncer pulmonar.

Magnetoterapia: Consiste en emplear imanes en diversas partes del cuerpo, con el objeto de cambiar el estado de las células y así ayudarles a funcionar mejor. En ocasiones se utiliza para aliviar el dolor, a veces se ha mencionado su utilidad como auxiliar en programas de reducción de peso y para el tratamiento de enfermedades crónicas como la artritis; hay quien afirma que sirve para curar el cáncer, pero esa afirmación es falsa: No hay apoyo científico que justifique su empleo en el tratamiento del cáncer pulmonar.

Orinoterapia: Consiste en beber o aplicar sobre la piel la orina del mismo paciente, no hay pruebas que apoyen su utilización en el terreno médico y mucho menos en la cura o prevención del cáncer de pulmón. Hay que tomar en cuenta que la orina es un producto de desecho del organismo y contiene sustancias que resultarían venenosas si el organismo no las desechara, por lo tanto, no considero conveniente su uso puesto que no existen pruebas científicas que comprueben la efectividad de la orina para curar enfermedades como el cáncer.

Uña de gato: Planta tipo enredadera, originaria de Perú, algunas tribus la consumen con fines medicinales. Es una planta con diversas propiedades químicas, que contiene muchas sustancias cuya ingesta puede resultar tóxica e inclusive mortal. Su principal aplicación es la cura del cáncer; sin embargo, hasta el momento no se ha demostrado que esta planta tenga propiedades anticancerosas y sí muchas tóxicas; una de ellas es su actividad sobre las células de defensa del organismo, algunos promueven que las estimula, otros que las deprime, cualquiera que sea el efecto, con respecto al cáncer debemos de tener en cuenta que solamente con medicamentos específicos se pueden regular los sistemas de defensa de nuestro organismo, con el fin de atacar a las células tumorales. Dentro de los efectos dañinos, en las mujeres puede provocar sangrados vaginales abundantes, en el resto de pacientes irritaciones en estómago e intestino, puede provocar úlceras en el estómago y diarreas severas que lleven al paciente a estados de deshidratación que empeoren aun más un organismo ya dañado por el cáncer pulmonar.

Víbora de cascabel: Definitivamente, comer víbora de cascabel carece de efectos curativos contra el cáncer de cualquier parte del organismo, es como comer cualquier otro tipo de carne seca, ya sea entera, en polvo o en cápsulas. Las investigaciones sobre este animal se deben a su veneno, la «crotoxina»; inclusive se han hecho experimentos con esta sustancia, se disminuyó su potencial venenoso mezclándola con agua y se aplicó a enfermos terminales, en ninguno de los experimentos efectuados se observó el mínimo indicio de curación, ni de mejoría. Por lo tanto es otra sustancia que no tiene sustento científico para ser utilizada en el cáncer pulmonar.

Para concluir esta sección añadiré que no se puede negar que la medicina complementaria y alternativa ayuda a los pacientes a sentirse mejor. La mayoría de veces tienen efectos positivos en el ánimo del paciente: Disminuye el estrés al que está sometido el enfermo y aumenta su disposición a curarse; ayuda a sobrellevar los efectos secundarios de los medicamentos empleados en el tratamiento del cáncer y a soportar lo prolongado que puede resultar el tratamiento.

La palabra «cáncer» siempre va ligada a otras dos: «Incurable» y «muerte». Todos los pacientes tienen derecho a querer prolongar su vida, incluso con medicamentos o sustancias no aprobadas por la medicina; por lo tanto es obligación del médico mantener una estrecha comunicación con el paciente acerca de los métodos que ambos empleen para combatir al cáncer; el médico debe conocer los efectos dañinos de la medicina alternativa que emplee su paciente, y el paciente debe ser sincero con su médico acerca de lo que quiere emplear o lo que ya está empleando, además del tratamiento convencional.

¿EXISTE CURACIÓN TOTAL DEL CÁNCER DE PULMÓN? 13

De todas las preguntas que formulamos en este libro, quizá esta sea la más difícil de contestar, la que más dudas te provoque. Por un lado, si contestamos «sí, en efecto, el cáncer de pulmón es curable», podemos generar expectativas, esperanzas y estímulos, que pueden conducir al lector a seguir con la forma de vida que actualmente lleva —es decir, si es fumador a seguir fumando; si tiene una ocupación donde hay sustancias que pueden provocar cáncer, a no tomar las medidas preventivas necesarias de protección; y si ya fue diagnosticado con cáncer a retrasar su tratamiento—, porque «de todos modos me voy a curar; mi enfermedad no es grave»; y muchas otras salidas para no enfrentar la realidad de una enfermedad muy peligrosa.

Si hacemos lo contrario, y respondemos que «no se cura», también estaríamos cayendo en un error: Si hubiéramos escrito este libro tratando con una enfermedad incurable como tema, anularíamos la utilidad del libro mismo. Por otro lado, si el lector está cerca de un paciente con cáncer pulmonar, o él mismo fue diagnosticado con cáncer, qué caso tendría recomendar que los mismos lectores o sus familiares se sometieran a todos los tratamientos mencionados en las preguntas anteriores, si al final de todos modos «no se va a curar». Es una pregunta realmente difícil.

Pero ahora yo hago otra pregunta, ¿existen otras enfermedades que no se curan?, la respuesta es que sí: Existen muchas enfermedades, como la diabetes, la presión arterial alta, el enfisema pulmonar, que tampoco se curan; pero con una buena vigilancia médica logran controlarse y mantener al paciente libre de síntomas durante largo tiempo, y estamos hablando de años.

De eso se trata el tratamiento del cáncer pulmonar, de lograr, mediante todos los adelantos médicos disponibles, un diagnóstico temprano y un tratamiento oportuno para mantener al paciente libre del cáncer, el mayor tiempo posible.

Por ejemplo, si una persona se encontrara condenada a muerte por un delito y el día de su ejecución el juez le dijera que le otorga seis meses de gracia para que haga con su vida lo que mejor le parezca, ¿qué haría esa persona? ¿Le reclamaría al juez su decisión? ¿Le diría: «No señor juez ahora me ejecuta»? Claro que no, lo más seguro es que el condenado salte de júbilo y viva esos seis meses, día a día, hora a hora, minuto a minuto, al máximo. Pues de eso se trata la lucha contra el cáncer pulmonar: Mantener al paciente libre de síntomas lo mejor posible y el mayor tiempo posible.

Cuando hablamos de cáncer de cualquier tipo, no hablamos de curación, hablamos de *tasas de supervivencia.* **La tasa de supervivencia es el número de personas (el porcentaje) que sobrevive a un tipo de cáncer** en un periodo de tiempo específico; generalmente se toman cinco años como medida de tiempo. Un ejemplo: Los pacientes con cáncer de vejiga tienen una tasa de supervivencia de 80%, esto quiere decir que de cada 100 pacientes con cáncer de vejiga, 80 estarán vivos cinco años después de haber sido diagnosticados y de haberse tratado, mientras que 20 pacientes habrán muerto dentro de ese mismo periodo.

En cuanto al cáncer de pulmón, podemos mencionar que en efecto es un tipo de cáncer que tiene las tasas de supervivencia más bajas que cualquier otro tipo de cáncer, sin embargo (lo mencionamos antes) **esto no se debe al tumor, sino a lo tarde que llega el paciente al diagnóstico**. Cuanto más temprano se realice el diagnóstico y se apliquen los tratamientos adecuados, se logrará una tasa más alta.

Por otro lado, el cáncer pulmonar afecta a personas mayores de 50 o 60 años, es común que este tipo de pacientes, además del problema fundamental de cáncer pulmonar, tengan otras enfermedades, la mayoría asociadas con el tabaco, como enfermedades cardiacas, enfermedades pulmonares, problemas digestivos, etcétera. Esto también influye en las tasas de sobrevivencia, ya que en ocasiones es la suma de estos padecimientos la que impide llevar a cabo tratamientos más radicales: Una cirugía de tórax para extraer del tumor, una quimioterapia agresiva o radioterapia. Estos impedimentos por enfermedad también afectan las tasas de supervivencia.

Actualmente las tasas de supervivencia para el cáncer pulmonar están basadas sólo en la etapa en la que se encuentra un tumor, es decir, entre más pequeño y localizado esté, mayores serán las posibilidades de obtener tasas de supervivencia altas; por poner un ejemplo, la mitad de las personas diagnosticadas de cáncer pulmonar en etapas iniciales (es decir, en etapa I , cuando apenas es visible el tumor en la radiografía y no hay datos de siembra a ningún otro órgano) van a sobrevivir más de cinco años; al contrario, si un paciente con un tumor está en etapa cuatro (es decir, un tumor que ya dio siembras o metástasis) tiene una

tasa de supervivencia de apenas 4%, es decir que sólo
cuatro de cada cien pacientes con este tipo de tumor
estarán vivos después de cinco años. Todo esto aplica
siempre y cuando el paciente se encuentre sometido a
tratamiento.

El médico tratante es la única persona calificada para poder emitir este pronóstico, sin embargo, hay que recordar
que la enfermedad puede tomar otros rumbos. Por ejemplo, hay pacientes que después de cinco años o más, ya sin
tratamiento, se encuentran libres de enfermedad.

Sin embargo, esto no implica que si el paciente está
libre de cáncer después de cinco años, éste no vuelva a aparecer: Puede reaparecer a pesar de un tratamiento exitoso;
también es muy importante discutir y analizar las posibilidades de recurrencia con el médico a cargo del caso.

Pero el médico no sólo deberá evaluar lo que dicen
los libros acerca de las tasas de supervivencia, es su obligación establecer un pronóstico apegado a las condiciones del paciente, a las demás enfermedades que pueda
tener, a su estado de salud general y al impacto psicológico que la enfermedad haya tenido en él, ya que hablar
con un paciente exclusivamente de tasas de supervivencia, sin tomar en cuenta su estado integral, puede resultar
frustrante para ambos, principalmente para el paciente: Es
importante que los médicos traten cada caso de manera
individual y personalicen su trato con los pacientes, **cada
caso es único, cada paciente va a responder en forma
distinta a las terapias indicadas.**

Por otro lado, las tasas de supervivencia que mane-
jamos actualmente fueron realizadas en pacientes que se
diagnosticaron hace más de cinco años, actualmente contamos con más recursos médicos, existen más medicamentos

para tratar el cáncer, se hacen diagnósticos más temprano, existen mejores equipos de radioterapia y nuevas técnicas en cirugía, por lo que puedo asegurar que **estas tasas de sobrevivencia ya se han modificado y que cada vez van en aumento.**

Es muy importante que, como paciente, se exija al médico que no utilice números y porcentajes al hablar de pronóstico, porque esto solamente confunde más al paciente o a sus familiares, el médico debe explicar la situación en términos reales y comprensibles para el paciente; después de todo, para los médicos es más práctico ayudar a los pacientes a entender su enfermedad, que conozcan el tipo de cáncer que tienen, su grado de avance, su posibilidad de curación, en lugar de decirle «según su tipo de cáncer tiene usted el 50% de posibilidades de estar vivo dentro de cinco años».

Sin embargo, sí me interesa decirle al lector: si conoces a una persona con riesgo de cáncer pulmonar, o se encuentra en riesgo, **la mejor medicina es la detección oportuna**, recuerda que entre más temprano se diagnostique, mayores serán las posibilidades de éxito.

¿QUÉ OTRAS ENFERMEDADES ESTÁN ASOCIADAS AL CÁNCER PULMONAR?

COMO VIMOS AL PRINCIPIO DEL LIBRO, el aparato respiratorio está en contacto directo con el aire del ambiente: Después de la piel, es el que está más expuesto a las sustancias que se encuentran en el entorno. El aparato respiratorio puede ser el blanco de numerosas enfermedades; además de los virus y las bacterias que se encuentran flotando en el aire y pueden provocar infecciones, hay varios padecimientos: Tuberculosis pulmonar, enfermedades relacionadas con el humo del cigarro, cáncer pulmonar, EPOC (enfermedad pulmonar obstructiva crónica), asma bronquial o alteraciones en la cicatrización del tejido pulmonar como la fibrosis pulmonar.

Aunque la pregunta se refiere a enfermedades relacionadas con el cáncer pulmonar, podemos decir que cualquier enfermedad, sea pulmonar o no, puede estar ligada al cáncer pulmonar, aunque no de forma directa, porque puede existir en forma conjunta o paralela a éste. Esta enfermedad encuentra su pico máximo en personas mayores de 60 años (como hemos mencionado en preguntas anteriores) o, alrededor de esta edad, es cuando se realiza la mayoría de diagnósticos.

No podemos enumerar cada una de las enfermedades que conlleva la edad, sus síntomas, o cuál es la relación que pudieran agravar o hacer más severos los síntomas de cáncer pulmonar. Sin embargo, **hay tres enfermedades cuyos síntomas pueden ser muy parecidos a este tipo de cáncer, y en ocasiones se pueden confundir en el diagnóstico,** inclusive son enfermedades respiratorias que se relacionan muy estrechamente, las tres son enfermedades crónicas: En ocasiones el paciente ya padece una de estas tres enfermedades cuando es diagnosticado de cáncer pulmonar, por lo tanto el paciente puede sentir un agravamiento de su enfermedad pulmonar inicial, un cambio en sus síntomas o un aumento en todas las molestias, por lo que consideramos que las tres enfermedades que deben tomarse en cuenta. En primer lugar, la tuberculosis pulmonar; en segundo, la EPOC (enfermedad pulmonar obstructiva crónica); y, en tercero, la fibrosis pulmonar.

Tuberculosis pulmonar

La tuberculosis pulmonar es una enfermedad infecciosa y crónica que afecta principalmente al aparato respiratorio, es producida por una bacteria (un microbio de una sola célula con capacidad para infectar y viajar por el aire a través de gotitas de saliva expulsadas por la tos de los pacientes enfermos), llamada micobacterium tuberculosis, se transmite por el aire del medio ambiente, es decir que afecta principalmente al aparato respiratorio; debemos insistir en que, además, hay algunos otros aparatos y sistemas que pueden afectarse: Los riñones, el hígado, el intestino e inclusive el sistema nervioso. Además de infectar al ser humano puede afectar a otros animales.

Se estima que anualmente aparecen cerca de nueve millones de casos nuevos de tuberculosis, de los cuales casi cuatro millones son potencialmente infectantes, es decir, en cada tos expulsan miles de bacilos al aire que respiramos; es la causante de la muerte de aproximadamente dos millones de personas cada año. La mayor parte de enfermos se encuentran en África, Asia y Latinoamérica (incluyendo México), y en algunas regiones de Europa del Este (Rusia, por ejemplo).

La historia de la enfermedad a lo largo de toda la vida del individuo es muy variada, ya que esta enfermedad es influenciada por situaciones que puedan aumentar o disminuir las defensas del organismo de quien la padece y así la enfermedad se vuelve más severa o más tolerable en cada caso específico.

Es importante distinguir entre *infección tuberculosa* y *enfermedad tuberculosa*; la primera es la entrada de la bacteria al organismo, la segunda es el desarrollo de la enfermedad. Aquí depende mucho de la capacidad del paciente para poder limitar la enfermedad, es decir, que pueda mantener inactivos a los microbios, lo que sucede en casi el 90% de los casos, solamente el 10% de los casos progresa hacia una enfermedad real.

La *enfermedad tuberculosa* puede manifestarse de distintas maneras, puede presentarse en una forma aguda y grave o con muy pocos síntomas; tiene diversos grados de capacidad de contagio, este tipo de manifestación en ocasiones confunde al médico y puede llegar a retrasar su diagnóstico y además su tratamiento.

El primer contacto con la tuberculosis se puede comprobar, en ocasiones, mediante una prueba simple llamada tuberculina: Una pequeña inyección en el antebrazo. Esta inyección contiene sustancias que el organismo reconoce como a la misma bacteria y trata de encapsularlas, por tal motivo, si el paciente ha estado expuesto a tuberculosis se forma una roncha en el sitio de la inyección, entre más grande sea la roncha mayor será el grado de contagio o la presencia de la enfermedad. Este primer contacto puede iniciarse con síntomas similares a un catarro con poca fiebre: Sensación de cansancio, tos y aumento de tamaño de los ganglios, sobre todo los del cuello, los síntomas desaparecen en cuestión de días o semanas, sin dejar huella, lo que indica que el organismo ya encapsuló la enfermedad y la mantiene dormida, esta pausa puede durar años o incluso puede permanecer así toda la vida.

La segunda forma es en la que nos centraremos: La *tuberculosis secundaria* o la del adulto, en la cual las bacterias, por alguna alteración en el sistema de defensas del paciente, se despiertan. Esta infección se presenta de formas muy variadas, desde síntomas que podrían confundirla con una neumonía, hasta cuadros respiratorios crónicos sin síntomas específicos. El paciente sólo siente cansancio, tiene algunos episodios de tos y, en ocasiones, fiebre. Pero no es raro que el paciente no tenga síntomas.

Cuando se tiene una sospecha alta de tuberculosis secundaria es muy útil tomar una radiografía de tórax, sin embargo, algunos síntomas pueden orientar al médico de manera rápida: Las flemas con sangre, la tos persistente, la pérdida de peso del paciente; en otras ocasiones, los síntomas no son tan específicos y pueden ir desde un simple cuadro de catarro, sudoración nocturna, tos escasa y dolor torácico moderado: Aquí es donde el médico puede confundirse y retrasar el diagnóstico; en ocasiones puede existir derrame pleural (acumulación de líquido en la pleura) como único síntoma.

Sin embargo, **el diagnóstico definitivo de tuberculosis se hace mediante la identificación de la bacteria que la causa,** puede ser por un estudio de las flemas; aunque en ocasiones no es posible aislar la bacteria, entonces se requieren otros estudios más específicos.

Desde el punto de vista de radiografías, podemos decir que la tuberculosis no tiene una imagen radiológica clásica, puede ser una simple mancha, puede abarcar todo un pulmón, puede presentarse únicamente como derrame pleural, etcétera. Aunque habitualmente se presenta como una mancha en la parte superior del pulmón.

Cuando un paciente ya presenta síntomas, le tomaron una radiografía y ya se aisló la bacteria de la tuberculosis se tiene que decidir el tratamiento, que va a depender de las situaciones clínicas del paciente y de algunos resultados de laboratorio; aunque en algunas situaciones el tratamiento no tenga el efecto deseado. El tratamiento tiene que llevarse a cabo cada día y puede durar meses: Es muy importante que el paciente lo cumpla al pie de la letra.

Después de un tratamiento adecuado, la mayoría de los pacientes tiende a mejorar. Si los síntomas persisten puede deberse a que el paciente no cumple con el tratamiento de forma adecuada, que la bacteria sea resistente al medicamento, que haya lesiones pulmonares extensas o que el paciente tenga alguna otra enfermedad que esté alterando sus defensas, como cáncer, diabetes, cirrosis, o que esté sometido a quimioterapia.

Durante el tratamiento, en la mayoría de casos las lesiones del pulmón van desapareciendo, en ocasiones estas lesiones dejan cicatrices pulmonares que van a permanecer ahí durante toda la vida: En el sitio de la cicatriz que dejó la tuberculosis, el organismo hace todo lo posible por reparar esa parte del pulmón, dañada por células útiles, a veces esta reparación se sale de control y las células empiezan a reproducirse de forma desordenada e irregular, lo que da origen a tumores cancerosos en la cicatriz.

Por todo lo anterior **es importante no creer en la curación total de la tuberculosis, mientras exista una cicatriz que haya dejado la enfermedad es necesario que** el paciente continúe su vigilancia médica, por lo menos cada año, para verificar si en la cicatriz que dejó la enfermedad no aparecen nuevas imágenes que puedan indicar la presencia de un «cáncer de cicatriz».

De ahí que cualquier paciente que haya sufrido tuberculosis deba tener cuidado y vigilar sus síntomas. Es importante que si ve cualquier cambio en su salud, sobre todo pulmonar, acuda al médico de inmediato; es decir, si ve un incremento o reaparición de tos, fiebre, flemas con sangre, pérdida de peso o, falta de apetito.

Enfermedad Pulmonar Obstructiva Crónica

Se conoce por su abreviación: EPOC. Esta es quizá la enfermedad más asociada con el uso del cigarro y está muy ligada con el cáncer pulmonar, ya que las dos tienen el mismo factor desencadenante. Ya mencionamos el peligro que conlleva fumar: Si alguien fuma puede sufrir bronquitis o enfisema. Bueno, la Enfermedad Pulmonar Obstructiva Crónica no es otra cosa más que la suma de estas dos enfermedades. La EPOC recibe este nombre debido a que se caracteriza por una disminución en el calibre de los bronquios, es decir, el bronquio se hace más estrecho e impide la entrada de aire: Causa una obstrucción; esto provoca que el paciente tenga dificultad tanto para meter como para sacar el aire. Suele decirse que esta obstrucción no es reversible (es decir, ningún medicamento abrirá los bronquios hasta su tamaño normal) y siempre habrá una disminución en el calibre de los bronquios.

La EPOC es una enfermedad que se presenta en todo el mundo, lo que la convierte en un problema de salud muy grave, tan grave como el hábito de fumar: La vida de un paciente con EPOC no sólo se ve limitada en sus funciones, también es más corta que la de una persona sana.

El diagnóstico de la EPOC se realiza entre los 45 y 55 años de edad. Es importante destacar que los pacientes no fumadores que se encuentran en exposición constante al humo del cigarrillo también pueden desarrollarla. **Esta enfermedad también está asociada a personas que cocinan con humo de leña en espacios cerrados,** lo que indica que no sólo los pacientes fumadores son candidatos a padecerla.

Conforme se ha ido comercializando el cigarro se ha visto que esta enfermedad ha aumentado en todo el mundo.

> Hasta el 6% de hombres y el 3% de mujeres en el mundo padecen EPOC. El porcentaje de pacientes que mueren por esta enfermedad también es muy alto, inclusive es superior a las personas que mueren por enfermedades cardiacas o por embolias cerebrales; la tasa más alta de mortalidad se da en el continente americano, sobre todo México y Estados Unidos.

Aproximadamente 33 % de la población mundial fuma. Existe un incremento en el hábito de fumar en personas más jóvenes, por lo que estas personas desarrollarán la enfermedad a una edad más temprana.

¿Quiénes desarrollan EPOC?

Primero que nada, los fumadores. Casi todos los pacientes con síntomas de EPOC son fumadores actuales o lo fueron en algún momento de su vida. Es un hecho que no todos los fumadores van a padecer EPOC, pero sí un 20%. Las causas del desarrollo de esta enfermedad se desconocen, se dice que puede ser por herencia, por la cantidad o por el tipo de cigarros; sin embargo, sin importar la causa, el principal factor de riesgo para desarrollar la EPOC fue el consumo de tabaco.

Hasta hace 10 o 15 años la Enfermedad Pulmonar Obstructiva Crónica se diagnosticaba en personas entre 60 y 65 años. Era común que si el paciente padecía EPOC, tuviera que vivir con su discapacidad y acabara conectado a un tanque de oxígeno. La cantidad de medicamentos que se conocían para controlar los síntomas eran muy pocos.

Desde 1970, la gente empezó a fumar cada vez más joven, por lo que a estas alturas, después de 40 años, encontramos a pacientes de 45 y 50 años, en plena edad productiva, que presentan síntomas de la EPOC.

La relación que tiene esta enfermedad con el cáncer pulmonar es **20 veces mayor en los fumadores que en los que no fuman,** por el factor de riesgo del tabaquismo. Como mencioné anteriormente, el riesgo de cáncer de pulmón aumenta con la cantidad de cigarros que consume cada persona y se relaciona directamente con el tiempo que lleva fumando. Otras causas que pueden hacer que se desarrolle la EPOC son factores de ambiente: **Personas expuestas a polvos, gases o humos tóxicos para el pulmón, en el trabajo, y enfermedades pulmonares previas** (como el asma bronquial). Por ejemplo, si un paciente asmático fuma en los periodos en los que se encuentra libre de síntomas, es posible que desarrolle EPOC en la edad adulta.

¿Por qué desarrolla cáncer pulmonar un paciente con EPOC?

Aunque el organismo tiene la capacidad de reparar los tejidos dañados, es tal la agresión que sufre el paciente con EPOC por la inhalación de humo, que permanentemente tiene los bronquios inflamados. El organismo, para protegerse, empieza a producir células de reparación que recubren las células dañadas por el humo de cigarro, pero muchas de las sustancias que lleva este humo tienden a activar el crecimiento anormal de las células y producir cáncer.

Esto es lo que sucede con los pacientes con EPOC: El paciente ya desarrolló la enfermedad, tiene tos crónica, pero ahora se incrementan otros síntomas, aumenta la incapacidad para respirar, las flemas cambian de color e inclusive se vuelven sanguinolentas, el paciente empieza a perder peso; luego comienza a sentirse raro, deja de comer y por esta razón comienza a adelgazar. Esto pasa porque las células de reparación ya cambiaron su rumbo hacia células de crecimiento exagerado. Estas células se convierten en cáncer. De ahí que 20% de los pacientes con EPOC desarrollen cáncer pulmonar.

Es una relación muy mala, en especial si tomamos en cuenta que en las alternativas para el tratamiento del cáncer es importante que el paciente tenga una función pulmonar adecuada para que permita tratamientos agresivos. Para los pacientes con EPOC, es tal la destrucción que se tiene del aparato respiratorio y la incapacidad de oxigenar, que a veces no es posible ni siquiera hacer estudios necesarios para la detección de cáncer, como la broncoscopia o hacer una intervención quirúrgica, aunque sea de mínima invasión, para tomar una muestra de tejido. Esto limita mucho las posibilidades de diagnóstico. Por lo tanto si esta relación es de un 20%, es obligación tanto de los familiares como del paciente fumador y de los médicos encargados del caso, tener presente que dos de cada diez pacientes que padecen EPOC pueden llegar a desarrollar cáncer pulmonar en alguna etapa de su vida.

Si alguno de los lectores de este libro o algún familiar o amigo padece EPOC, la recomendación más importante que podemos hacerle es que no descuide la revisión periódica con el médico. Quien la padece debe estar alerta a los signos y síntomas que presentan y ver si estos cambian; hay que tener mucho cuidado con la pérdida de peso, con el cambio en la característica de las flemas, el cambio en las características de la tos, el aumento en la falta de aire. La relación entre la EPOC y el cáncer pulmonar es una de las que más debe estudiarse y en la que más debemos centrar nuestra atención.

Fibrosis pulmonar idiopática

Esta enfermedad afecta al paciente mediante una inflamación crónica y sostenida de los alveolos pulmonares; es un padecimiento que afecta generalmente a los dos pulmones en forma simultánea. Se le llama idiopática porque es el término que utilizan los médicos cuando desconocen el origen de una enfermedad o qué la está produciendo; aunque sí se ubican algunos factores que pueden desencadenarla.

Existen ciertos términos que se usan como sinónimos de esta enfermedad: La *alveolitis criptogénica fibrosante* o *fibrosis intersticial difusa*. Sin embargo, cualquiera que sea el nombre, es el mismo padecimiento.

Es una enfermedad compleja, ya que no se han definido bien las causas ni cuál es su comportamiento clínico preciso; su evolución es muy distinta en cada paciente. También es muy difícil determinar cuántos pacientes se enferman de fibrosis pulmonar idiopática, porque para llegar a un diagnóstico es necesario tomar una biopsia de pulmón y en muchos sitios no se realiza este estudio.

Mencionaremos algunas cifras para dar una idea de lo que representa esta enfermedad. En 1988, aproximadamente 5000 muertes en Estados Unidos se atribuyeron a este padecimiento; en contraste con lo que sucede con los pacientes con EPOC, de los cuales 800 000 son hospitalizados por año. Incluso, se maneja que hay hasta seis casos por cada 100 000 pacientes; otros autores afirman que hay 30 casos por cada 100 000. La mayoría de los pacientes presentan esta enfermedad después de los 50 años, teniendo su máxima expresión a los 70. La fibrosis pulmonar idiopática es mucho más frecuente en hombres que en mujeres.

La fibrosis pulmonar hereditaria no existe o es muy rara. Se habla de que la exposición a polvos, metales y disolventes orgánicos, la residencia en áreas agrícolas o urbanas contaminadas y el antecedente de fumar, se asocian con el riesgo de padecerla. **Hasta 70% de los pacientes** con esta enfermedad son fumadores o han fumado en algún momento de su vida. Sin embargo, entre las personas que también tienen un riesgo están pintores, obreros del metal, mineros, trabajadores de la madera, personas que trabajan con solventes, personal de los institutos de belleza y quienes se encuentran expuestos a inhalación de sustancias tóxicas o polvos.

¿Cómo suele presentarse la fibrosis pulmonar idiopática?

Esta no es una enfermedad que tenga un comienzo clínico definido. Tiene un comienzo muy gradual e insidioso y en ocasiones con muy pocos síntomas al principio. El paciente tiene, sobre todo, tos seca y empieza a notar dificultad para la entrada del aire.

Un examen pulmonar muestra disminución del ruido respiratorio en los dos pulmones y aumento en el esfuerzo para respirar. Es frecuente que el paciente tenga una baja de oxígeno, que se puede observar hasta en 50% de los pacientes, como dato principal muestran una coloración amoratada de labios y uñas. Normalmente no hay fiebre y cuando se presenta hay que pensar en alguna otra enfermedad.

Existen muchas otras enfermedades que pueden dar datos que confundan al médico y lo hagan pensar en fibrosis pulmonar idiopática; por ejemplo, un pulmón que tenga una acumulación anormal de líquido (en pacientes con alteraciones en el corazón); algunas enfermedades alérgicas que afectan al pulmón; depósitos de polvo o de asbesto y algunas enfermedades secundarias causadas por ciertos medicamentos.

Esta enfermedad también es causada por hongos, entre ellos el *Aspergillus*, un hongo que está en el ambiente o también los hongos que se encuentran en los desechos de las palomas.

¿Cómo evoluciona la fibrosis pulmonar idiopática?

La evolución es pausada y la pérdida de la función pulmonar es el punto clave. Sin embargo, hay una minoría de casos en los que se da una evolución muy rápida, lo que puede llevar a la muerte en un transcurso de seis a 12 meses, a esto se le llama neumonitis intersticial aguda. En la mayoría de los casos, después del inicio de síntomas se da un proceso de estabilización, que da paso a un periodo de discreta mejoría, sin embargo, la mortalidad a cinco años de esta enfermedad, sobrepasa 40%, y la causa principal de muerte es por incapacidad para respirar.

Dentro de los estudios que sirven para diagnosticar esta enfermedad está la radiografía de tórax, en donde se observa hasta un 95% de alteraciones en las imágenes de los pulmones. Dentro de estas alteraciones se observa que los pulmones se vuelven pequeños y son ocupados por cicatrices que le dan al pulmón la apariencia de un panal de abejas. Este dato es el más visible cuando el paciente se encuentra en una etapa avanzada de la enfermedad.

En lo que se refiere al cáncer y la fibrosis pulmonar intersticial, hasta 11% de los pacientes con fibrosis pulmonar intersticial pueden desarrollar cáncer pulmonar. Pero: ¿Por qué se desarrolla el cáncer pulmonar? Porque definitivamente esta enfermedad tiene como personaje principal el componente inflamatorio pulmonar, el cual hace que las células que se ven afectadas, en este caso las células de los alveolos, empiecen a tener procesos de regeneración, reparación y multiplicación celular y que pueden desencadenar alteraciones en las células encargadas de estas funciones, las cuales pueden tomar un camino distinto al camino habitual de regeneración de tejido pulmonar. Dicho camino es el crecimiento desordenado y anormal que puede extenderse hasta los bronquios, en forma de células de características malignas o cancerosas.

Dentro de los tratamientos indicados para la fibrosis pulmonar podemos encontrar la cortisona como el principal medicamento empleado. Tenemos también otro tipo de medicamentos que disminuyen la cicatrización y que pueden darse en combinación con la cortisona. Sin embargo, hay pacientes que no responden con este tipo de sustancias, y es aquí donde se tiene que recurrir a medicamentos que bajen aún más la respuesta inflamatoria. A estos fármacos se les llama agentes inmunosupresores o citotóxicos, es decir, medicamentos que disminuyen la cantidad de células que promueven la inflamación, sin embargo, estos medicamentos bajan las defensas del organismo haciéndolo presa fácil de microbios y de infecciones secundarias. Resulta importante mencionar que estos medicamentos deben de ser indicados por médicos que tengan experiencia en el tratamiento de la fibrosis pulmonar idiopática y en el manejo de los mismos.

Estas son las tres enfermedades que tienen mayor relación con el cáncer pulmonar, aunque existen muchas otras que pueden tener relación con él.

Las situaciones pulmonares que más se relacionan con el desarrollo de cáncer son la radioterapia y la quimioterapia. Es necesario que sepas que algunos pacientes que son sometidos a radioterapia (ya sea por enfermedad pulmonar o por enfermedad cancerosa en otro sitio) pueden desarrollar en algún momento de su evolución datos de inflamación pulmonar por la misma radiación, lo que da como consecuencia cáncer pulmonar; y que algunos medicamentos utilizados con la quimioterapia también pueden inflamar al pulmón, causando que se desarrolle posteriormente fibrosis pulmonar, lo que a su vez puede provocar cáncer en el pulmón. Sin embargo, también debes tener en cuenta que esto no sucede con la mayoría de pacientes que llegan a requerir este tipo de tratamientos. Al contrario, no someterse a radioterapia o quimioterapia podría provocar avances en el cáncer; por lo tanto, un paciente con cáncer de pulmón no debe dejar de someterse a algún tratamiento médico (radio o quimioterapia), de acuerdo con lo que su médico de cabecera le recomiende. Además, es importante mencionar que la fibrosis pulmonar es una enfermedad que detectada a tiempo puede controlarse adecuadamente.

¿QUÉ ES LA ENFERMEDAD METASTÁSICA? **15**

Es la siembra de células que hace un tumor en sitios distintos al que le dio origen. Esto quiere decir que el tumor tiene la capacidad de enviar células malignas a otros órganos lejos de donde se inició el cáncer. **Es uno de los aspectos de la enfermedad más temidos por el paciente y por el médico tratante,** porque implica que la erradicación del cáncer no ha sido completa y que el tratamiento puede estar siendo ineficaz; también indica una alta agresividad del tumor.

La enfermedad metastásica no ocurre de un día para otro, normalmente se lleva a cabo de forma lenta, aunque depende de las características del tumor que le da origen. **Existen tumores que pueden permanecer meses o años sin mandar metástasis.** En cambio, en algunos casos, aparecen primero las metástasis, antes de presentarse los síntomas del tumor local, esto lo ha convertido en uno de los mecanismos que más trabajo nos cuesta comprender a los médicos.

¿Qué sucede con el pulmón?

El pulmón puede verse afectado por enfermedad metastásica desde dos puntos de vista. Por un lado, existen tumores en otras partes del organismo cuyo primer sitio para dar metástasis es el pulmón, se llaman metástasis pulmonares de tumor lejano, allí es donde se le pone «nombre y apellido» a estas siembras tumorales; por ejemplo, metástasis pulmonares de cáncer hepático, metástasis pulmonares de cáncer de mama, metástasis pulmonares de cáncer de estómago. Por otro lado, el cáncer de pulmón también puede dar enfermedad metastásica a otros sitios del organismo, con lo que cambia de nombre, por ejemplo, metástasis hepáticas de cáncer pulmonar, metástasis cerebrales de cáncer pulmonar, metástasis a hueso de cáncer pulmonar.

¿Por qué se dan las metástasis?

Para que un tumor pueda sobrevivir requiere de toda una serie de nutrientes para que sus células permanezcan vivas, estos nutrientes llegan al tumor a través de los vasos sanguíneos. Entre mayor cantidad de vasos sanguíneos tenga un órgano, la posibilidad de que el tumor que nazca en este órgano envíe metástasis es mayor. Uno de los órganos con mayor cantidad de vasos sanguíneos es el pulmón, por lo tanto es más susceptible de que le lleguen células infectadas de cáncer y es más propenso a enviarlas.

Vamos a analizar el fenómeno de la *angiogénesis*, que es la formación de nuevos vasos. La angiogénesis es la responsable de que el tumor nunca pierda la cantidad de sangre necesaria para que le lleguen los nutrientes. ¿Cómo se lleva a cabo la angiogénesis?, el tumor secreta una sustancia que promueve la formación de nuevos vasos. Entre más sustancia angiogénica secreten los tumores, mayor es la posibilidad de que el tumor envíe metástasis. Cuando la angiogénesis se suspende o se interrumpe mediante tratamientos anticancerosos (radioterapia o quimioterapia), los tumores dejan de crecer y se suspende su potencial de enviar metástasis. Esta nueva vascularización de las células tumorales, además de ayudar al tumor, puede nutrir a las células circundantes, pero en menor grado.

Actualmente, existen sustancias conocidas como *sustancias antiangiogénicas*, que (precisamente) inhiben la angiogénesis y dejan al tumor sin nutrición, lo que dificulta que el tumor pueda mandar siembras a distancia.

Metástasis del pulmón a otros órganos

Los órganos a los que el pulmón envía metástasis son principalmente tres: Los huesos, el hígado y el cerebro. El cáncer pulmonar es uno de los que más metástasis puede desarrollar. Como vimos antes hay dos grandes divisiones de cáncer pulmonar: El de células pequeñas y el de células no pequeñas. El cáncer pulmonar de células pequeñas es el que mayor capacidad tiene de enviar metástasis, de ahí la división arbitraria que se ha hecho de este tumor pulmonar: Limitado (que no ha dado siembras) y diseminado (cuando descubrimos su presencia en sitios lejanos al pulmón). Muchas veces se encuentra metástasis de este tumor antes incluso que la evidencia del tumor mismo en el pulmón. Sin embargo, los otros tipos de cáncer pulmonar —el adeno carcinoma, el carcinoma epidermoide y el de células grandes—, también tienen un potencial muy alto de dar metástasis.

Metástasis a hueso

¿Cómo se comportan las metástasis en los huesos? Las metástasis óseas son cúmulos de células cancerosas en los huesos, procedentes de otros órganos, en este caso nos ocupan las que provienen del pulmón. Las células tumorales pasan a la circulación y de ahí se implantan en los huesos, en donde tienen la capacidad de crecer. Las metástasis a huesos son más frecuentes que los tumores cancerosos propios y esto se ve más en personas mayores de 50 años. Los huesos que con mayor frecuencia se ven afectados son las vertebras, las costillas, los huesos del cráneo, el fémur y la pelvis, aunque pueden aparecer en cualquier hueso del organismo.

¿Por qué se producen las metástasis óseas? Se producen porque el cáncer pulmonar ha invadido la circulación, provocando que las células pasen a la sangre. Los huesos tienen circulación de vasos muy pequeños, cuando las células cancerosas pasan por esos vasos encuentran un ambiente adecuado para su crecimiento y así, se quedan en el hueso en forma de tumor a distancia.

La mayor parte de las metástasis destruyen la masa ósea, que es el hueso fuerte, y se ven en las radiografías como zonas más obscuras alrededor del hueso sano, a esto se le conoce como *osteolisis*, que quiere decir destrucción del hueso. Esta destrucción se realiza por el propio tumor. En algunas otras sucede lo contrario ya que forman hueso y se ven más intensas en relación con el hueso sano, a estas se les llama *metástasis osteoblásticas*. Ambas debilitan a este sistema óseo. Puede existir una unión de estos dos tipos de metástasis, es decir, en algunos sitios se forma hueso y en otros se destruye.

Debido al éxito obtenido en el tratamiento de cáncer pulmonar, se ha logrado prolongar cada vez más la vida de los pacientes, lo que da como consecuencia que aparezcan metástasis por el tiempo de evolución que tiene el tumor.

Muchas veces el cáncer se descubre por la presencia de metástasis, otras veces las recaídas de cáncer se descubren porque el paciente ya presenta metástasis óseas. En algunos casos, las personas acuden al médico por molestias ocasionadas por metástasis óseas, sin que les hayan diagnosticado todavía el cáncer que les dio origen.

Síntomas de las metástasis

El primer síntoma es el **dolor localizado en el hueso afectado**. Estos dolores se incrementan por la noche y pueden aparecer durante el reposo. Existen algunos tipos de metástasis, como las que se presentan en la columna vertebral, en las que el reposo empeora los síntomas. Otros sitios, como los huesos de las piernas, suelen causar dolor cuando se realiza alguna actividad física.

El segundo síntoma es la **anemia**. En la médula ósea, es decir, en el interior del hueso, se producen los glóbulos rojos y si esta médula está sustituida por un tumor los glóbulos rojos dejan de producirse y esto causa anemia.

Otro síntoma es el **exceso de calcio en la sangre**, los huesos son depósitos naturales de calcio y éste se va a liberar al destruirse el hueso, lo que va a provocar *hipercalcemia*, que quiere decir exceso de calcio.

Otro síntoma que encontramos son las **fracturas sin antecedentes de golpes**, puesto que son causadas por células cancerosas que quitan fuerza a los huesos impidiendo que sirvan como apoyo natural y cualquier movimiento, aunque no sea brusco, puede provocarlas. Existe un dato muy peculiar en las metástasis de columna vertebral: En muchas ocasiones estas metástasis rompen las vértebras que chocan unas con otras (en medicina se llama colapso vertebral), lo que provoca la compresión de la médula espinal.

Cómo se diagnostican las metástasis óseas

Primero, el médico que te esté tratando debe hacer un análisis cuidadoso de los antecedentes del paciente, además de una exploración minuciosa, análisis de sangre que muestran si hay anemia o aumento en el calcio dentro de la sangre. Las radiografías de tórax también son útiles para diagnosticar las metástasis y para evaluar el riesgo de fractura.

Además podrían someterte a otro tipo de estudios un poco más sofisticados, es decir, más especializados, como es el *gamagrama* o el rastreo óseo, esta es una prueba muy sensible, se inyecta un medicamento que tiene la capacidad tanto de ser radioactivo y de acumularse en los huesos, después con una cámara especial se realizan radiografías especiales, que mostrarán los sitios donde se acumula la mayor cantidad de este material. Este estudio le ofrece a tu médico la ventaja de abarcar todo el esqueleto y ver los sitios en donde este medicamento se fija más, lugar en donde estarán presentes las metástasis.

La tomografía y la resonancia magnética sólo estarán indicadas cuando la *gamagrafía* o el rastreo óseo no den un diagnóstico.

¿Debe realizarse una biopsia?

Si ya se tiene la evidencia del tumor primario, es decir del sitio de origen, la biopsia es innecesaria. Únicamente se va a realizar una biopsia cuando no se encuentre el tumor primario y exista la imagen radiológica o gamagrafía de la posibilidad de ésta.

Toda metástasis ósea debe tratarse. El objetivo del tratamiento médico se basa en disminuir el dolor, prevenir que se produzcan facturas, tratar las que ya se han producido y mejorar la calidad de vida del paciente devolviéndole la actividad que tenía antes de la aparición de las mismas. Por otro lado, existen nuevos medicamentos llamados *fosfonatos* que nos ayudan a regenerar hueso, sobretodo en el tipo de metástasis en las cuales hay destrucción.

Ante un caso de cáncer pulmonar con metástasis, en primer lugar el paciente debe seguir los consejos de su oncólogo y si ya se han detectado las metástasis, hay que evitar actividades que requieran un esfuerzo excesivo a fin de proteger los huesos. Es evidente que la calidad de vida de un paciente con metástasis ósea cambia. La presencia de metástasis a nivel de hueso indica que el cáncer está avanzado o que éste ha sufrido una recaída.

Definitivamente cuando un paciente con cáncer de pulmón tiene metástasis óseas, se dice que tiene un pronóstico muy malo y que probablemente tenga una vida libre de enfermedad muy corta, quizá seis meses. Sin embargo, debo informarte que en algún otro tipo de cáncer como de tiroides o mama, la presencia de metástasis óseas, no necesariamente implica una sobrevida corta; como he estado recomendándote en todo el libro es necesario que visites a tu médico, recuerda que cada persona reacciona distinto a los tratamientos y las reacciones o avances de cada una son distintas.

Metástasis a hígado

El segundo tipo de metástasis que da el cáncer pulmonar es la metástasis a hígado. Muchas veces puede presentarse cuando se diagnostica el cáncer pulmonar o pueden ocurrir meses o años después de haber sido tratado el cáncer. No hay un método específico para saber si son metástasis a hígado o no, ya que muchas veces no hay síntomas y cuando se presentan pueden ser muy variados.

El tratamiento por metástasis hepáticas es muy variado y depende de muchas cosas, entre ellas, del lugar en donde esté el cáncer que le dio origen, cuántos tumores metastásicos existen en este órgano, si el tumor aparte de lesionar al hígado está lesionando a otros órganos y el estado general del paciente.

En la mayoría de los casos, el cáncer que se ha diseminado a hígado no es curable. Los pacientes con metástasis hepática, mueren a causa de ellos. Sin embargo, los tratamientos adecuados pueden ayudar a reducir el tamaño del tumor y mejorar la calidad y la expectativa de vida.

Cualquier persona que tenga antecedentes de cáncer debe de acudir inmediatamente a su médico, ya que puede ser que el cáncer se encuentre diseminado. No existe ningún tipo de prevención para evitar la diseminación al hígado.

Si tu médico sospecha de una metástasis a hígado debe realizarte una tomografía computada o resonancia magnética de abdomen, pruebas de funcionamiento hepático para ver que tanto está dañada la función del mismo, tomografía por emisión de positrones y el ultrasonido hepático. Todos ellos nos pueden ser útiles para determinar la magnitud de la lesión hepática por el cáncer pulmonar.

Metástasis a cerebro

Las metástasis cerebrales son un reto médico, tanto para el diagnóstico como para el tratamiento del paciente, aproximadamente más de la mitad de los tumores cerebrales diagnosticados corresponden a metástasis. En algunos países como Estados Unidos, se habla de que anualmente se descubren más de 100 000 casos de metástasis cerebrales, en comparación con 17 000 que son tumores que tienen su origen en el cerebro. Aproximadamente 15 % de los pacientes presentan una metástasis cerebral como síntoma inicial de la enfermedad, es decir: No hay datos del tumor original. De todos estos pacientes cuyo primer síntoma consiste en alteraciones en la función del cerebro, más de 60 % corresponden a cáncer pulmonar. Las metástasis de cerebro afectan hasta a 40 % de los pacientes cuando tienen un cáncer diseminado.

¿A qué se deben las metástasis cerebrales?

En primer lugar a la gran cantidad de vasos sanguíneos que tiene el cerebro, en segundo, a la cercanía que tiene el cerebro con los pulmones y a la circulación directa que tiene, desde el corazón hasta las arterias que nutren al cerebro. Por otro lado, muchos de los medicamentos que se utilizan para quimioterapia no cruzan la barrera hematoencefálica, la barrera que existe entre la sangre y el cerebro. Por lo tanto, no llega la quimioterapia al cerebro. La edad en la cual se presentan las metástasis pulmonares es entre los 60 y los 70 años de edad.

Las metástasis cerebrales habitualmente se ubican en el tejido cerebral, pueden comprometer las meninges, que son las membranas que recubren al cerebro, y dar datos de una enfermedad que se llama meningitis. Habitualmente son metástasis únicas en más de 80% de los casos. **El cerebro, que está dividido en regiones, es el órgano que gobierna todo: Nuestra conducta, las funciones del organismo y nuestro movimiento.** Dependiendo de la región en la que esté la metástasis y de la función que esta región desempeñe en nuestro organismo, van a ser los síntomas; por ejemplo, el sentido del equilibrio radica en el cerebelo, si la metástasis se encuentra ahí, es probable que el paciente se sienta mareado o no pueda caminar.

Las metástasis cerebrales constituyen un problema común en los pacientes con cáncer. Las metástasis cerebrales múltiples son de difícil manejo y se consideran entre los tumores cerebrales más frecuentes, ya que se presentan hasta en 50% de los pacientes con enfermedad cancerosa.

El estudio ideal para el diagnóstico de metástasis a nivel de cerebro, es la tomografía axial computada, sin embargo, la resonancia magnética también es de gran apoyo para el diagnóstico.

Definitivamente cuando nosotros diagnosticamos a un paciente con cáncer pulmonar, es de suma importancia detectar metástasis cerebrales, ya que prácticamente en el momento del diagnóstico más de la mitad de los pacientes pueden tener ya siembras en el cerebro. De ahí que muchas instituciones, en el momento de diagnosticar cáncer pulmonar, efectúen radioterapia profiláctica o de prevención en cerebro para evitar el crecimiento de las mismas.

Metástasis a pulmón desde otro órgano

Ahora veremos la situación contraria: Cuando hay un tumor en algún órgano que ha dado siembras al pulmón: El cáncer metastásico a pulmón. Los tumores metastásicos en los pulmones son cánceres que se desarrollan en otras partes del cuerpo y se propagan a través de la circulación a los pulmones. Los tumores más comunes que se propagan a los pulmones son el cáncer de mama, colon, riñón, próstata, vejiga y algunos afectan al sistema nervioso. Sin embargo, cualquier tipo de cáncer puede diseminarse a los pulmones.

¿Qué situaciones nos servirán como datos de alarma para acudir al médico?

Si una persona que padece cáncer empieza a presentar tos con expectoración con sangre, dificultad para respirar o pérdida de peso es necesario que visite inmediatamente a su médico para que le realice los estudios pertinentes.

No hay ninguna medida ni método médico que pueda ayudar a prevenir la presencia de metástasis pulmonares. Estas metástasis no avisan, aun cuando el tumor que les dio origen se encuentre controlado.

¿QUÉ RIESGO CORRE EL FUMADOR PASIVO? 16

En páginas anteriores hablamos brevemente acerca de lo que representa para la salud de los no fumadores estar expuesto involuntariamente al humo del cigarro; a este tipo de exposición se le llama tabaquismo pasivo.

En términos generales, se llama fumador pasivo a las personas que se encuentran en espacios cerrados expuestas al humo del cigarro, lo cual implica una inhalación prolongada de cantidades de humo que podrían ser dañinas para la salud; esta situación es tan severa que puede llegar a ser una tercera causa de muerte y podría prevenirse en los países desarrollados, después del alcoholismo y el tabaquismo activo.

El humo del cigarro contiene aproximadamente cinco mil sustancias tóxicas que son inhaladas: 25% por el fumador activo, llamada *corriente principal de humo*, y 75% pasa al aire que respiramos, entre fumada y fumada, esto se llama *corriente secundaria de humo* o *corriente lateral*.

Por lo tanto, el humo de tabaco respirado por el no fumador es una mezcla de componentes con cuatro orígenes:

- El humo del cigarro que exhala el fumador.
- El humo del cigarro que se libera durante su combustión.
- Los contaminantes emitidos en el momento de fumar.
- Los contaminantes que se difunden a través del papel del cigarro entre cada fumada.

Recordemos que dentro de las sustancias tóxicas, las industrias tabacaleras han decidido mantener como secreto industrial el empleo de éstas, algunas de ellas son aditivos, otras son para mejorar el sabor, darle el olor peculiar al tabaco y evitar su descomposición, dentro de ellas encontramos el etilen-glicol (empleado como anticongelante) que se añade al tabaco para favorecer la fijación de nicotina y así hacerlo más adictivo; dentro de otras sustancias se encuentran: melaza, aceite de cedro, mentol, azúcar, algunos ácidos (como el fenilacético), glicerol y muchos más, ya que son cerca de 700 aditivos, de los cuales 13 no están permitidos por su elevada toxicidad.

El humo del cigarro en el medio ambiente es una mezcla de la corriente principal y de la secundaria, se ha demostrado que, aunque las dos pueden ser dañinas para el fumador pasivo, la presencia de sustancias tóxicas se encuentra más en la corriente lateral del humo, la «buena noticia» es que estas sustancias son rápidamente diluidas por el aire del medio ambiente.

Aunque se estima que los fumadores pasivos solamente inhalan entre 1% y 3% del humo total que inhala el fumador activo, esto depende mucho del sitio donde estén, el grado de ventilación del mismo y el número de fumadores que se encuentren en el lugar.

En 1974 se emitió un informe de un comité de expertos de la Organización Mundial de la Salud que refería algunos de los aspectos más importantes sobre los efectos del humo de tabaco ambiental en las personas, dentro de ellas incluían:

- Las molestias ocasionadas por el humo a los no fumadores (olor, irritación de ojos, tos, etcétera).
- Las consecuencias sobre el recién nacido de madre fumadora: Bajo peso al nacer, aumento de las complicaciones en el parto.
- El agravamiento sobre pacientes enfermos del corazón o portadores de asma.
- El aumento de bronquitis y neumonía en hijos de padres fumadores.

Han pasado casi 37 años de la publicación de este documento, se han realizado muchas investigaciones acerca del efecto del tabaquismo pasivo y, sin embargo, todavía es una conducta que está mundialmente establecida, a pesar de múltiples esfuerzos a nivel sanitario y gubernamental seguimos viendo complicaciones relacionadas con el tabaquismo pasivo. Si bien cada día es menor en lugares públicos, el tabaquismo pasivo doméstico se ha modificado poco.

Se estima en más de 40% el número de niños que conviven con al menos un fumador en casa y que más de 80% de los adultos no fumadores viven o conviven (en trabajo o centros de diversión) con fumadores. Hay cifras muy interesantes, por ejemplo, se estima que en Estados Unidos fallecen más de 50 000 personas al año como consecuencia de la exposición pasiva al humo del cigarro, y en Europa más de 20 000, más de los que mueren por SIDA y hepatitis en estos mismos sitios.

Existen muchas enfermedades relacionadas con el tabaquismo pasivo; dentro de las más importantes se encuentran, en primer lugar, el cáncer, ya sea pulmonar o en otras localizaciones; enfermedades cardiacas; asma bronquial; EPOC y enfermedades respiratorias agudas como infecciones.

Hablando de cáncer pulmonar, desde 1980 se publicaron varios trabajos en los que se hace referencia a la presencia de cáncer pulmonar en esposas de fumadores, es más frecuente cuanto más tiempo dure la exposición al humo o proporcional al número de cigarros que fume su pareja. **Hasta 1992 se concluyó que el tabaquismo pasivo es, en efecto, una causa de cáncer pulmonar.**

Por otro lado, es difícil y a veces tardío realizar el diagnóstico de cáncer pulmonar en este tipo de pacientes, porque nunca piensan que están en peligro: Ellos no se consideran sujetos de riesgo; lo mismo sucede con la exposición de niños al humo de cigarro, es decir, es más frecuente el cáncer pulmonar en la vida adulta en los niños que estuvieron expuestos al humo del cigarro durante su infancia.

Pero no hablamos sólo de cáncer pulmonar, también de tumores en cabeza y cuello; además, como dato curioso, se observó un incremento en cáncer de cuello uterino en mujeres fumadoras pasivas; definitivamente no se puede hablar de incremento de cáncer de mama si hay tabaquismo pasivo, aunque existen algunas publicaciones que mencionan esta asociación. Otros tipos de cáncer relacionados con el contacto indirecto son el cáncer de vejiga, estómago o cerebro; sin embargo, no existen estudios que avalen esta hipótesis y son solamente publicaciones aisladas, por lo tanto sería muy importante implementar estudios que apoyen este tipo de observaciones para determinar qué papel juega el tabaquismo pasivo en la generación de estos tumores. Queda claro que para el cáncer pulmonar sí es un factor determinante y sería necesario determinar las razones para que estuviera relacionado con otro tipo de tumores.

En lo que respecta a otros efectos del humo del cigarro en no fumadores, sobre las enfermedades cardiovasculares —corazón, venas y arterias—, el humo ambiental de tabaco produce un efecto tóxico directo sobre las arterias y aumenta la formación de coágulos, esto incrementa el riesgo de padecer embolias o infartos, debido a los productos de la combustión de los cigarros, como el monóxido de carbono, la nicotina y los hidrocarburos aromáticos.

Desde hace varios años, investigadores en todo el mundo han tratado de determinar la magnitud de este daño. Específicamente, en una de las investigaciones se estudió un grupo muy grande de casi 500 000 fumadores pasivos por siete años, dio inicio en 1982 y como resultado se concluyó que dos de cada 10 fumadores pasivos (esposos y esposas) sufrieron infartos cardiacos; después vinieron varios estudios para comprobar esa observación: En Estados Unidos se han cuantificado más de 40 000 muertes al año por enfermedad cardiaca relacionadas al tabaquismo pasivo.

En cuanto al asma bronquial, en un estudio publicado en la revista *Archivos de bronco neumología* se dice que el humo de tabaco ambiental es un factor de riesgo para la aparición de asma en niños y, si ya la padecen, incrementa su gravedad; también se ha estudiado la población adulta, con prácticamente las mismas conclusiones. Es evidente esta relación de causa efecto, debido a que la inhalación involuntaria de humo produce inflamación de los bronquios en forma crónica, independientemente de que el mismo humo pueda actuar como un factor alérgico en no fumadores propensos a desarrollar asma bronquial. Es importante mencionar que las personas expuestas en forma involuntaria al humo y que son propensas a desarrollar asma bronquial tienen hasta 50% más de probabilidades de desarrollarla que los no expuestos. También se ha observado que las personas con asma bronquial tienen un menor control sobre su enfermedad y ésta incluso se agrava por el simple hecho de ser fumadores pasivos.

La EPOC es otra de las enfermedades que (como ya vimos) se encuentra relacionada con el cáncer pulmonar, pero ¿qué pasa con el fumador pasivo? Bueno, ya se han llevado a cabo diferentes investigaciones en cuanto a la posibilidad de desarrollar EPOC por efecto del humo ambiental y no se ha llegado a conclusiones precisas. Desde el punto de vista de la investigación, no se ha demostrado una relación directa entre ser fumador pasivo y que esto provoque EPOC; sin embargo, existen estudios científicos que demuestran que si un paciente tiene esta enfermedad y es fumador pasivo el avance de la enfermedad es más rápido y las recaídas más frecuentes, lo que en ocasiones requiere de más intervenciones médicas.

El contenido de sustancias tóxicas en el humo del cigarro provoca que los bronquios permanezcan inflamados, y no es raro que algunos de los fumadores pasivos presenten síntomas de los fumadores activos. Algunas molestias suelen ser agudas, como ardor de ojos, lagrimeo, irritación nasal, estornudos y ardor de garganta. Por otro lado, el humo ambiental también puede provocar síntomas crónicos, como tos continua, falta de aire, ruidos silbantes en el pecho y producción excesiva de flemas, datos asociados con la bronquitis crónica.

La presencia de infecciones crónicas en el aparato respiratorio también es mayor en un fumador pasivo; a menudo son infecciones severas (como neumonía), es decir, aumenta el número de casos de neumonías severas en fumadores pasivos sobre los no fumadores, llegándose a presentar con más frecuencia hasta en 17%.

Otro efecto no respiratorio del humo de cigarro podría ser la infertilidad: En los últimos años se han publicado estudios que demuestran que los componentes tóxicos de humo del cigarro pueden afectar la movilidad de los espermatozoides y también alterar los periodos ovulatorios, provocando infertilidad.

Como el humo del cigarro altera las venas y las arterias de todo el organismo, es de esperarse que existan casos de disfunción eréctil en varones que son fumadores pasivos.

Por estos motivos, si eres fumador o estás cerca de alguien que fume, te invito a que dejes de fumar; si eres fumador pasivo te pido que hagas todo lo posible por alejarte de ese contaminante. Pero lo más importante es tratar de evitar que otros contaminen nuestro ambiente, hay que invitarlos a dejar esta adicción, se harían un bien ellos y le harían un bien a sus familiares y al planeta.

Además del tabaco
¿QUÉ OTRAS SUSTANCIAS PODRÍAN PROVOCAR
CÁNCER DE PULMÓN?

Cuanto más se estudia el cáncer pulmonar más nos damos cuenta que, si bien conocemos la causa principal de esta enfermedad, aún existen preguntas que como médicos nos hacemos, una de ellas es: ¿Por qué no a todos los fumadores les da cáncer de pulmón? O, ¿por qué les da cáncer de pulmón a personas que nunca han fumado? Aquí es donde podemos aludir a las investigaciones que se han hecho para determinar el potencial que tienen otras sustancias de desencadenar esta enfermedad: Los *factores de riesgo*.

A lo largo del libro ha quedado claro que el tabaco es el principal agente causante del cáncer pulmonar, en este apartado vamos a explicar que existen otras sustancias que favorecen esta enfermedad, algunas ya están perfectamente identificadas, otras se encuentran en vías de investigación; con algunas, afortunadamente, no tenemos la posibilidad de entrar en contacto en América Latina (al menos no existe una notificación oficial que lo indique).

Factores de riesgo más comunes, además del humo de cigarro, para desarrollar cáncer pulmonar:

Radón: Es un gas radioactivo, sin olor, sabor o color; su origen es mineral (es decir, se forma en las rocas y piedras).

Los mineros que trabajan en ambientes contaminados son más propensos a desarrollar cáncer pulmonar.

Asbesto y otros minerales: Algunos sitios de trabajo, como las industrias químicas y de la construcción, tienen la necesidad de emplear asbesto, arsénico, cromo, níquel y sustancias derivadas del petróleo: Muchas pueden provocar cáncer en el aparato respiratorio.

Contaminación ambiental: Los productos derivados de la quema incompleta de combustibles derivados del petróleo, como las gasolinas, tienen también la peculiaridad de ser productores de cáncer.

La edad: En la población de personas mayores de 60 años es que se dan la mayor cantidad de diagnósticos de cáncer pulmonar.

Antecedentes de cáncer pulmonar: Una persona que fue diagnosticada y tratada por cáncer pulmonar tiene mayor probabilidad de desarrollar un segundo cáncer en el pulmón.

Antecedentes familiares: Si bien no está demostrada la participación genética o de herencia, sí existen familias en las cuales varios de sus miembros tienen algún tipo de cáncer.

Para ampliar esta información vamos a detenernos en cada factor de riesgo.

El **radón** es un gas producto de los elementos llamados Radio-226 y Uranio-238, estos dos elementos son utilizados en la generación de energía nuclear, es decir, son capaces de generar radioactividad cuando se procesan, ya que sus partículas pueden ser inhaladas (por su condición de gas) y dañar el recubrimiento de los bronquios, primero en forma de inflamación y luego mostrando una degeneración hacia la malignidad. Los mineros de la industria de extracción de uranio son los más propensos a desarrollar cáncer.

El gas radón es la segunda causa de muerte por cáncer pulmonar (la primera es el tabaquismo), y es la **primera causa de muerte** por cáncer pulmonar entre no fumadores.

Este gas puede encontrarse en cualquier parte y detectarse en forma espontánea, podría estar dentro de una casa, las escuelas, sótanos, entre otros. Esto depende, en mayor medida, de las concentraciones de uranio en el subsuelo.

Otro elemento radioactivo es el **uranio**, que se produce en el agua, en el suelo y en depósitos minerales. En Estados Unidos se han realizado estudios para medir la cantidad de este gas y se descubrió que una de cada 15 casas estudiadas tenía niveles elevados de uranio.

Resulta de particular interés el «uranio empobrecido», que es el desecho del uranio enriquecido que se utiliza para reactores nucleares. Este tipo de uranio aún tiene un uso extendido en la industria militar y en la fabricación de balas, ya que es un producto de desecho y es barato.

Se han realizado estudios de uranio en mineros y se ha encontrado una mayor incidencia de cáncer de pulmón.

Además, se ha visto que el uranio empobrecido puede provocar alteraciones en sistemas del organismo como los riñones, aparato digestivo y piel.

El **asbesto** también es un factor muy importante entre las causas de cáncer de pulmón; es un mineral en forma de fibras, altamente resistente al calor y a la oxidación, además de ser un buen aislante eléctrico, es muy duradero y flexible, poco costoso y de extracción fácil. Por ello se utiliza y aplica constantemente, estas aplicaciones son muy variadas: La industria de la construcción, aislante en transportación terrestre, aérea y marítima y en refacciones automotrices.

Se ha visto que la mezcla de asbesto y tabaco incrementa cinco veces el riesgo de desarrollar cáncer. También influye el tiempo que la persona estuvo en contacto con el asbesto, la cantidad de asbesto inhalada, el consumo de cigarros, la edad a la que inició la exposición y el tamaño de las fibras de asbesto inhaladas: Entre más largas son mayores posibilidades hay de que provoquen cáncer. El cáncer de pulmón puede presentarse hasta 30 años después del contacto con el asbesto.

A la inhalación crónica de fibras de asbesto se le conoce como *asbestosis*; cabe mencionar que una de cada siete personas con asbestosis desarrolla cáncer pulmonar. Es evidente que la mayor exposición a estas fibras la sufren los obreros, los más propensos a desarrollar asbestosis y quizá cáncer pulmonar.

Desde que se descubrió esta asociación entre asbesto y cáncer pulmonar y se documentó de manera científica, la utilización de estas fibras ha sido cada vez más aislada. En algunos países incluso es ilegal.

La causa de que el asbesto provoque cáncer pulmonar es que este elemento tiene la capacidad de cambiar la información que tienen las células para reproducirse normalmente y provoca daños en la estructura de la misma, lo que hace que se reproduzcan en forma anormal y degeneren en cáncer.

Metales pesados como causa de cáncer de pulmón

Un metal pesado es un mineral tóxico, de alto peso, que resulta venenoso aun en bajas cantidades; algunos de estos metales son arsénico, berilio, cadmio, plomo y mercurio. También es importante tomar en cuenta que algunos metales pesados, en cantidades muy pequeñas, son necesarios en nuestro organismo como el zinc, cobre y selenio.

Algunos metales pesados pueden acumularse en el organismo en grandes cantidades y provocar problemas de salud, pueden entrar a éste a través de los ojos, por la respiración o por la piel y tienen una característica en común: Es muy difícil que el cuerpo las elimine y tienen una gran tendencia a acumularse.

Estos elementos pueden dar origen a diversos tipos de cáncer, incluyendo el cáncer de pulmón, o afectar el funcionamiento de órganos vitales como los riñones, el hígado o el cerebro. Estos metales causan alteraciones en el núcleo de la célula degenerando en su multiplicación.

Arsénico: Puede provocar desde enfermedades de la piel, cambios en la coloración, presencia de verrugas hasta cáncer pulmonar; generalmente, su ingesta y acumulación es en el entorno laboral.

Berilio: Este metal puede atacar a las células de defensa del pulmón favoreciendo infecciones, raquitismo y cáncer pulmonar, ya que interfiere con la vitamina D y el funcionamiento del calcio dentro de nuestro organismo. El contacto con este metal puede darse a través del carbón, en algunas fábricas y por algunos productos domésticos.

Cadmio: Es un metal tóxico que causa defectos en los huesos y alteración en la función de los riñones, cuando está presente en altas dosis se le relaciona con el cáncer pulmonar.

Cromo: Los trabajadores que se dedican a producir pinturas o pigmentos a base de cromo respiran este metal y son los más expuestos a desarrollar cáncer pulmonar. También se ha registrado daño en los ojos, la nariz, la garganta y la piel. Algunos derivados que se utilizan en la industria también contienen cromo y en grandes dosis pueden resultar igual de tóxicos: El cromato de plomo, el de zinc, estroncio y calcio.

Hidrocarburos como causa de cáncer de pulmón

Los hidrocarburos son sustancias compuestas por hidrógeno y carbono, son muy comunes en la vida diaria y los utilizamos como aceites, gasolina, algunos alcoholes, pintura, chapopote, solventes, etcétera; también, pueden ser el resultado de la combustión de madera (resina) o petróleo; y líquidos, sólidos o gaseosos. Son los principales ingredientes de la contaminación ambiental, por los motores que sueltan combustible parcialmente quemado (automóviles, camiones, aviones, barcos, etcétera).

Cuando una persona se expone a estos elementos su aparato respiratorio es el primer órgano afectado. Primero inicia con inflamación del pulmón, este proceso se llama *neumonitis química*, si la exposición es severa puede llegar a la inflamación severa del tejido pulmonar y su destrucción (lo que daría como resultado la incapacidad para respirar).

En un reporte de la revista de oncología *Annals of Oncology* se divulgó que la exposición prolongada a cierto tipo de hidrocarburos, los llamados policíclicos (que se encuentran en la fabricación de acero y hierro, y en las industrias relacionadas), los riesgos de cáncer pulmonar se incrementaron hasta en 50%.

¿CÓMO PREVENIR
EL CÁNCER DE PULMÓN?

18

La PREVENCIÓN DEL CÁNCER es el conjunto de acciones que llevan a cabo los médicos y el personal que se dedica a la salud —como enfermeras, químicos y terapeutas— que tiene como finalidad ayudar a disminuir la presencia de nuevos casos de cáncer y la mortalidad que (dicho sea de paso) va en aumento con el cáncer de pulmón.

Un 70% de los casos de cáncer pulmonar se debe a factores externos que, por lo general, una persona puede modificar y lograr así que disminuyan o desaparezcan. Por otro lado, **la mejor manera de evitar las consecuencias mortales de la enfermedad se logra mediante la detección oportuna del cáncer pulmonar**, es decir, en sus inicios, así se pueden aplicar tratamientos más específicos y efectivos.

Ya sabemos, porque lo hemos manejado a lo largo del libro, que en el cáncer pulmonar los factores de riesgo son muy importantes y un factor de riesgo es cualquier cosa que aumente las probabilidades de que una persona padezca de cáncer, aunque esto no implica que la causen.

Hay muchos factores de riesgo para el cáncer pulmonar, la mayoría relacionados con inhalación de humo o de vapores tóxicos. Actualmente se ha puesto más atención en los factores dietéticos y en la actividad física para prevenir el cáncer. Podemos clasificar la prevención desde dos puntos de vista:

La prevención primaria: Es el conjunto de acciones encaminadas a modificar hábitos, costumbres y métodos de trabajo que sean poco saludables y que puedan contribuir de forma cotidiana al desarrollo de cáncer. Primero se identifican los factores de riesgo, después se trata de que estos factores no actúen sobre el pulmón (para no generar cáncer).

Para que una persona modifique sus hábitos, primero es necesario que obtenga información confiable, con bases científicas, acerca de los factores de riesgo para cáncer en su caso y de acuerdo a su modo de vida; claro que cada persona debe estar totalmente convencida de cambiar sus costumbres o podría desarrollar la enfermedad y, además de estar convencida, debe estar decidida a realizar estos cambios; por último, es importante que el cambio de hábitos sea permanente. Hay campañas de medicina preventiva que informan al respecto.

Prevención secundaria: Es el conjunto de acciones que realizan los médicos para detectar a tiempo los tumores malignos, con la finalidad de disminuir la mortalidad y de obtener mayores éxitos en el tratamiento. Por medio de este tipo de prevención se trata, primero, de identificar a la población con factores de riesgo. Esto se logra mediante programas directamente encaminados a detectar un tumor específico en fases tempranas y a determinar qué porcentaje de la población aparentemente sana está en riesgo de desarrollar cáncer; para ello se cuenta con pruebas sencillas para detectar la presencia de cáncer y con apoyo médico; así, una vez detectado el tumor canceroso, se puede actuar rápidamente.

Cada vez es mayor la información que tenemos acerca de que una alimentación inadecuada, la inactividad física y el aumento de peso son factores de riesgo para el desarrollo de cáncer, así como de otras enfermedades como diabetes y enfermedades cardiacas.

El **ejercicio**, en sí mismo, no disminuye la incidencia de cáncer pulmonar (al menos no hay evidencia científica al respecto), pero sí es un factor de ayuda en el abandono del hábito del cigarro.

En cuanto a la **alimentación**, habitualmente un fumador tiene ciertas alteraciones en el sentido del gusto y del apetito y por lo tanto come menos o come mal, pero no es la mala alimentación la que produce cáncer, el responsable que lo produjo es el humo de tabaco.

Más de 80% del cáncer pulmonar está ligado con el tabaquismo (o lo tiene como antecedente). Además 20% de los fumadores tiene posibilidades de desarrollar cáncer pulmonar en algún momento de su vida, también hay un riesgo de que desarrollen cáncer de estómago, faringe, esófago, páncreas y vejiga, además de otras enfermedades crónicas, tanto cardiacas como respiratorias.

No hay datos médicos que apoyen que a menor número de cigarros, menor el riesgo de cáncer; todo depende de las características del fumador y su propia predisposición; por ejemplo, los fumadores pasivos, como ya revisamos, pueden desarrollar cáncer (y no haber fumado jamás un solo cigarro).

El tabaco es la principal causa de muerte por cáncer pulmonar, y es el hábito que podemos modificar con mayor facilidad.

Existen otras causas, tanto ambientales como ocupacionales, que pueden favorecer la presencia o aparición de cáncer; por ejemplo, **trabajar en la industria de algunos minerales**; aquí las campañas de prevención dentro del trabajo juegan un papel muy importante, se debe informar y definir cuáles son los trabajadores en riesgo y el tiempo permitido de exposición a estos tóxicos. Lo más importante es difundir las medidas de protección que se realizan en estas empresas.

En cuanto a la dieta, en general, todos debemos procurar lo siguiente: Alimentos ricos en vitaminas E y C, beta carotenos como la zanahoria y selenio (un antioxidante), así como alimentos ricos en vitamina D y calcio (pescado y derivados de la leche) pueden tener cierto efecto protector contra el cáncer. Aunque estos datos todavía se encuentran bajo investigación y no hay una publicación o comunicación científica de prestigio que compruebe estas afirmaciones.

Por lo tanto, desde el punto de vista preventivo, los únicos factores que están científicamente estudiados y comprobados como efectivos para disminuir la incidencia del cáncer de pulmón son el abandono del tabaco y la protección adecuada si estás expuesto a ambientes con gases contaminantes.

Desde el punto de vista de prevención secundaria, no existe ningún estudio que, como el papanicolau en cáncer de cuello uterino o la mastografía en cáncer de mama, detecte lesiones premalignas de cáncer pulmonar. Se han hecho muchos estudios, con radiografías de tórax anuales y estudios citológicos de expectoración (es decir, análisis bajo un microscopio de las células para encontrar células malignas), tomografías a personas consideradas pacientes de alto riesgo, e inclusive estudios más sofisticados como tomografía por emisión de positrones, sin obtener resultados positivos: Todavía no se puede determinar mediante estudios qué persona está más propensa al cáncer que otra.

> Por lo tanto, se recomienda a cualquier fumador activo que, en primer lugar, abandone el hábito y, en segundo, que acuda al médico ante la presencia de síntomas respiratorios poco comunes.

Si el paciente es una persona de riesgo desde el punto de vista laboral, es importante que conozca las medidas preventivas que ofrece su compañía, o en determinado momento las exija, para lo que necesitará información especializada. En este caso, los departamentos de medicina del trabajo deben encontrarse capacitados para poder determinar cuáles son las protecciones necesarias para evitar el riesgo.

Es importante evitar el tabaquismo pasivo o intramuros.

Además, como sabemos, es benéfico para la salud realizar ejercicio y tener una alimentación sana. Esto puede marcar una diferencia, quizá no para prevenir la aparición de cáncer; pero si el problema se presenta, el paciente será más capaz de soportar los tratamientos y el impacto de la enfermedad.

¿QUÉ ES MITO
Y QUÉ ES REALIDAD?

19

Ambos términos están delimitados por una simple dicotomía, por *mito* nos referimos a lo que la gente sabe de manera informal (en especial, si es algo que ha escuchado repetir muchas veces) pero no es cierto o, al menos, no tiene un sustento médico; por *realidad* nos referimos a lo contrario, hechos comprobados científica o médicamente que pueden ser tomados como válidos. En el mundo médico, la palabra *mito* refiere una creencia sobre enfermedades, medicinas, tratamientos y curaciones que carece de comprobación científica y, aun así, continúan divulgándose y practicándose. Y, la palabra *realidad* expresa algo que se ha comprobado (en la práctica) que funciona, que se puede demostrar de manera precisa. A continuación mencionamos algunos de los mitos y realidades más frecuentes sobre el cáncer pulmonar.

Mito: Las personas que fuman corren más riesgo de tener cáncer pulmonar.
Realidad: Sí, las personas fumadoras tienen más riesgo de padecer cáncer pulmonar que las no fumadoras. Hasta 80% del cáncer pulmonar (ocho de cada 10 pacientes que lo padecen) tiene relación directa con el tabaquismo: Lo padecen personas que han fumado, o que

son fumadores actuales. Y, depende mucho de la cantidad de cigarros que un fumador consuma por día, así como del número de años que la persona tenga fumando. Sin embargo, no a todos los fumadores les va a dar cáncer pulmonar, se estima que dos de cada 10 fumadores desarrollarán cáncer pulmonar en algún momento de su vida, porque los agentes productores de cáncer que se encuentran en la hoja del tabaco tardan tiempo en eliminarse, en ocasiones hasta cinco años.

Mito: El cáncer de pulmón es más frecuente en hombres que en mujeres.

Realidad: No, los estudios recientes indican que la frecuencia de cáncer pulmonar prácticamente se ha igualado en hombres y mujeres. Esto se debe a que en los últimos 80 años el consumo de cigarros por parte de las mujeres se ha incrementado, igualando en consumo a los varones. Sin embargo, existen algunas hipótesis que mencionan que en la mujer existe un factor protector hormonal, que va descendiendo con la edad, por eso es más frecuente el inicio de cáncer pulmonar en mujeres en etapas cercanas a la menopausia, cuando esta protección hormonal empieza a disminuir. Es importante saber que el cáncer pulmonar en mujeres ocupa el primer lugar como causa de mortalidad por cáncer y que en algunos países ha rebasado a la mortalidad por cáncer de cuello uterino y cáncer de mama.

Mito: El cáncer de pulmón es curable.

Realidad: La curación es un estado de salud libre de enfermedad, y el cáncer pulmonar detectado a tiempo puede mantener por muchos años al paciente libre de sus efectos. Aunque existen casos en los que el paciente solamente sobrevive pocos meses después del diagnóstico, esto no indica que sea incurable, simplemente pudo ser un retraso en el diagnóstico. Pero sucede lo mismo cuando un paciente llega con un problema diabético avanzado o un paciente con muchos años de presión alta: Aquí los médicos tampoco pueden hacer mucho. Lo mismo sucede con el cáncer pulmonar, la curación del mismo o su control dependen mucho del tiempo que el paciente haya dejado pasar entre el inicio de los síntomas y el momento de acudir al médico, de los antecedentes, de factores de riesgo que tenga; por ejemplo, si es fumador cuánto tiempo lleva fumando y cuánto fuma; si está expuesto a contaminantes ambientales, es lo mismo, cuánto tiempo permanece expuesto cada día, cuántos años lleva en este estado y a qué tipo de contaminantes. En conclusión, la curación y el control absoluto del cáncer dependen en gran parte del momento del diagnóstico. Además, debemos tener en cuenta que cada día se descubren nuevas fórmulas y nuevas alternativas para el tratamiento, cada vez más eficaces, con menores efectos secundarios, lo mismo que algunos métodos de detección temprana. Faltarán algunos años para que la curación del cáncer sea una verdad absoluta.

Mito: El cáncer pulmonar es hereditario.

Realidad: Hasta el momento, no existe evidencia que sostenga que el cáncer pulmonar se puede heredar; la mayoría de pacientes con cáncer pulmonar no tiene antecedentes de cáncer en la familia. Sin embargo, hemos de considerar algunos detalles, si en casa hay un fumador y desarrolla cáncer pulmonar, podemos pensar que también los fumadores pasivos corren el riesgo de desarrollarlo. De ahí que la gente propaga ideas que se convierten en mito: «Mi amigo nunca fumó y le dio cáncer pulmonar, lo heredó de su papá»; cuando el problema no fue la herencia, sino que ese amigo fue fumador pasivo toda su vida. Lo que sí está probado es que hay familias enteras propensas al cáncer, como hay familias que tienden a padecer diabetes o enfermedades cardiacas, a esto se le llama *susceptibilidad genética*: Puede que en toda la familia haya algunos genes que predisponen a diferentes enfermedades; pero, en cuanto a cáncer se refiere, es más común la predisposición familiar al cáncer de piel, mama, ovario, próstata y colon.

Mito: Si el tumor es removido por cirugía o se toma una biopsia se «riega» en todo el organismo.

Realidad: No, hasta el momento no existe evidencia científica de que tomar una biopsia de un tumor canceroso en el pulmón —ni removerlo todo mediante cirugía— provoque que se disemine por todo el organismo. Actualmente existen técnicas quirúrgicas e instrumentos cada vez más avanzados, que permiten cortes cada vez más precisos de los tumores, muchas veces los cirujanos tienen que asegurarse que los bordes del tumor, es decir, los sitios donde se cortó, estén libres de células cancerosas. Quizá este mito tiene su origen en el hecho de que, en ocasiones, un paciente va a que le practiquen una biopsia o resección de tumor y no muestra datos de siembras en otro lugar, aunque las siembras ya existan: El problema es que son tan pequeñas que aún no se pueden detectar por ningún método radiológico. Luego pasa el tiempo y las siembras empiezan a crecer y a dar síntomas, entonces se piensa, erróneamente, que la biopsia o la cirugía fueron las culpables.

Mito: Todas las personas con cáncer reciben el mismo tratamiento.

Realidad: No, el tratamiento del cáncer siempre es individual, es único para cada persona, ya que el tratamiento es la parte fundamental para la curación del paciente. Cada médico debe tomar en cuenta muchos factores antes de indicar un tratamiento: Localización del tumor (en qué parte del pulmón se encuentra), el tamaño del tumor, si hay presencia de siembras a distancia, el estado de salud del paciente en el momento del diagnóstico, el tipo de células que tiene el tumor; en fin, son muchos factores que vuelven único cada caso de cáncer pulmonar, por lo tanto la intervención médica deberá ser de acuerdo con cada individuo, el manejo del cáncer pulmonar no tiene «recetas» para todos los pacientes.

Mito: Un paciente con cáncer pulmonar es un paciente incapacitado.

Realidad: No, el cáncer pulmonar es una enfermedad que debilita a quien la padece (como todos los cánceres), pero cuando un paciente ya conoce su diagnóstico e inicia con su tratamiento es indispensable que, mientras dura este tratamiento, retome sus actividades, aunque sea parcialmente. Quizá en un principio no sea posible que se integre a su rutina al cien por ciento, pero sí gradualmente. Como ya mencionamos, el inicio de cualquier tratamiento para el cáncer pulmonar va a requerir de tiempo y dedicación del paciente, sobre todo en las fases iniciales, en ocasiones el paciente tendrá que acudir todos los días al hospital a su sesión de radioterapia, pero después puede irse a trabajar. Otras veces, tendrá que ir una vez por semana a recibir quimioterapia y, desde luego, en algunas ocasiones tendrá que ausentarse de sus actividades por uno o dos días por los efectos secundarios de la misma. Sin embargo, dentro del tratamiento del cáncer pulmonar la terapia ocupacional o la reincorporación temprana a las labores diarias juega un papel muy importante en la evolución favorable del padecimiento.

Mito: El cáncer pulmonar es contagioso.

Realidad: No, el cáncer pulmonar no se contagia porque una persona enferma tose cerca de nosotros ni nos contamina con su saliva porque les demos un beso ni por contacto si estrechamos su mano. Claro, existen miedos por otras enfermedades respiratorias que sí pueden contagiarse, sobre todo las infecciosas (porque los microbios se expulsan al toser o estornudar), pero el cáncer **no es una infección**, no está producido por microbios y el contacto con el paciente no nos hará ningún daño.

A veces es el mismo paciente quien extiende esta creencia (o sus familiares), si ocultan el diagnóstico a la gente cercana y ellos tienen presente que la tos y la expulsión de flemas son los síntomas principales del cáncer (además de otras enfermedades respiratorias), las personas cercanas no son adivinas para determinar si esta tos es por cáncer o por alguna infección. Así que los pacientes y su familia y amigos deben ser muy claros al respecto y no sentirse acomplejados, pues es mejor manejar el entorno de un enfermo si se sabe qué hay que hacer.

Mito: Si siento dolores en la espalda o pecho debo pensar que tengo cáncer.

Realidad: No, la gran mayoría de dolores de espalda se deben a alteraciones en los músculos o los huesos de la columna. Mientras que en el pecho la cosa puede ser distinta, un dolor en el pecho puede ser algo tan simple como un dolor muscular o puede ser un infarto o alguna otra enfermedad del corazón, por lo que hay que estar atentos (pero esa recomendación es para cualquier persona en cualquier circunstancia). El cáncer pulmonar no duele en sus inicios, muy probablemente exista dolor en etapas avanzadas, cuando se encuentra el tumor muy cerca de las costillas o cerca de algún nervio o que haya mandado siembras a la pleura, que es la única estructura que duele en las cercanías de los pulmones. Habitualmente, el dolor en espalda y pecho provocados por cáncer se da en etapas tardías del padecimiento, es decir, en enfermedad avanzada, no en etapas iniciales, por eso no se puede pensar a la primera, ante cualquier dolor en el tórax, que se trata de cáncer.

Mito: Sólo la medicina naturista cura el cáncer pulmonar.

Realidad: No, ya mencionamos en este libro que existe medicina complementaria y alternativa que, desde el punto de vista científico, no tiene una efectividad probada en ningún tipo de cáncer. Ninguna sustancia ni remedio casero puede ni debe **sustituir** al tratamiento médico, ya sea quimioterapia, radioterapia o cirugía; muchas de estas sustancias o medidas pueden tomarse en conjunto con los medicamentos o acciones medicas para tratar el cáncer, pero nunca en su lugar. Hay que tener presente que existen muchos preparados de hierbas que pueden ejercer efectos dañinos en el organismo e inclusive efectos tóxicos muy severos, por eso es recomendable consultar al médico sobre las medidas alternativas o complementarias que el paciente haya decidido tomar para que en conjunto decidan su uso, y los posibles efectos que el consumo de estas provoque en el paciente.

¿CÓMO SE VIVE CON CÁNCER Y DESPUÉS DE ÉL? 20

COMO DISCUTIMOS a lo largo del libro, la palabra *cáncer* puede destrozar la vida de cualquier persona, paciente, familiares y amigos; pero también vimos las posibilidades de una buena evolución si la enfermedad es diagnosticada a tiempo. Cada vez es mayor la capacidad que tiene la medicina actual de reconocer de manera temprana los datos de alarma y de ofrecer tratamientos cada vez más efectivos y menos dolorosos para el paciente.

Vivir no es lo mismo que estar vivo: Vivir es una situación completa, integral, es estar totalmente bien física, mental y emocionalmente; mientras que estar vivo implica solamente «tener bien» casi todas las funciones del organismo.

Lo mismo sucede con la *curación*, para muchos es la ausencia definitiva de la enfermedad, para otros significa su ausencia temporal, hasta que vuelve a aparecer, sin embargo, desde el punto de vista médico, el término sólo se aplica para referirse al paciente y al órgano enfermo afectado; se descartan los aspectos más humanos. Por eso, la palabra curación debe referirse no sólo al bienestar físico del paciente, sino extender su significado al aspecto mental y social.

Muchas veces los médicos hablan de curación de acuerdo al punto de vista de la medicina, se refieren únicamente a lo que pueden analizar y comprobar mediante estudios; sin embargo, se olvidan muchas veces del impacto que el diagnóstico de cáncer puede provocar en el paciente y en su vida. A veces los médicos no se detienen (o no nos detenemos) a pensar que para el paciente la vida no va a ser la misma después del diagnóstico, aun cuando los tratamientos hayan surtido efecto; esto puede dar como resultado una calidad de vida menor, cuando el objetivo del tratamiento tiene que ser que el paciente tenga, día a día, una mejor calidad de vida.

A partir de 1986 empezó a utilizarse el término «supervivencia» en relación con el cáncer. La palabra significa «vivir a pesar de algo fatal», concepto que (en lo particular) no comparto: El paciente con cáncer que después de terminar su tratamiento se encuentra libre de la enfermedad, es un paciente que está vivo y que quiere vivir; el papel de los médicos es ayudar a que la incertidumbre desaparezca de la mente del paciente y a disminuir el temor de una recurrencia.

> Cada médico tratante debe convencer a su paciente de que se haga controles médicos frecuentes; debe ayudarlo a que se reintegre lo más pronto posible a su vida, como era antes del diagnóstico, y debe dejar a un lado los famosos «cinco años libres de enfermedad» porque no tiene caso que espere, junto con el paciente, que el tiempo transcurra hasta llegar a ese límite para decirle que está curado.

Es importante para el paciente que el médico le explique el significado de la palabra *control*: Ese momento médico en el cual el paciente se encuentra libre de síntomas de la enfermedad y puede realizar sus actividades de forma normal.

Uno de los objetivos que los médicos deberían perseguir es que el término *supervivencia* no sea una unidad de tiempo ni una frontera temporal, sino un concepto más amplio, que el paciente identifique con vivir sin fronteras. El uso que actualmente le dan los médicos, como un plazo, no le dice nada al paciente y no le dice nada a la gente que está cerca de él.

La supervivencia significa que un paciente va a **vivir con la enfermedad** desde el momento del diagnóstico y seguirá viviendo en situaciones óptimas durante el resto de su vida.

Desde un punto de vista práctico, debemos de entender que sobrevivir al cáncer es un proceso muy complejo que requiere de la atención tanto del paciente como del médico; a muchos pacientes les gusta el término de «sobreviviente» o «superviviente», los hace sentirse héroes, ganadores y guerreros; mientras que otros lo aborrecen. Ninguno de los dos extremos son adecuados: Simplemente, el paciente superó una etapa crítica de su vida y tiene que seguir viviendo a pesar de esa mala temporada.

Vamos a poner el ejemplo de un médico. Hace un tiempo el doctor Mullan sufrió de cáncer y venció la enfermedad, mientras la combatía se dio cuenta de las etapas por las que iba pasando y las describió en un artículo muy interesante, del cual incluimos algunas reflexiones. La supervivencia se puede medir en fases:

La fase aguda: Esta es la etapa inmediata, comienza en el momento del diagnóstico y continúa durante las etapas iniciales del tratamiento médico, hasta ese momento no se manejan conceptos de superviviente ni de sobreviviente, cada paciente es solamente eso, un paciente y el objetivo principal que persiguen sus médicos (y el enfermo mismo, desde luego) es la preservación de su vida y la erradicación de la enfermedad. Este momento es quizá el más crítico: El paciente no tiene la menor idea de lo que su enfermedad representa, no sabe qué tipo de tratamientos va a recibir, tiene que tomar decisiones médicas —en ocasiones muy delicadas, como autorizar una cirugía— a pesar de que mental y emocionalmente está muy abatido y vulnerable. Es aquí donde se recomienda al paciente que se informe, que pregunte, que pida explicaciones y solicite ayuda médica para tomar las decisiones que debe tomar; es decir, que no vaya con los ojos cerrados a enfrentarse a algo desconocido, rodeado de mitos y leyendas, plagado de historias que pueden llegar a aterrorizar.

Es en esta fase en la que se puede tener un mayor acercamiento con los servicios médicos, aquí el paciente se encuentra más en contacto con todo el personal que se hará cargo de su enfermedad. Por eso en esta etapa crítica es imprescindible que el paciente y su familia tengan todo el apoyo psicológico que esté a su alcance.

En muchas situaciones el paciente podrá acudir a grupos de apoyo para enfermos con cáncer, conocer la visión de otros pacientes como él, saber que no es el único con ese problema y conocer a personas que han superado esta fase.

Sin embargo, también es importante que cada paciente entienda que la enfermedad, además de alterar su estado físico interior y su esfera emocional, también es una etapa de cambios físicos externos: Se le cae el pelo, baja de peso, su piel cambia y hasta su forma de vestir y de comer cambian. Es importante ayudarlo a entender que todos estos cambios exteriores van a ser pasajeros, no durarán para siempre y vale la pena aceptarlos y vivir con ellos de la mejor forma posible, ya que de esto dependerá su buena o mala calidad de vida con la enfermedad.

La etapa ampliada: Cuando el paciente ya respondió a la terapia indicada, el «sobreviviente» se mueve en un mundo un poco más amplio: Ya no tiene que acudir diario al hospital, tomar grandes cantidades de medicamentos, su aspecto exterior se encuentra en vías de regeneración; sin embargo, ahora viene la etapa de espera, de vigilancia (o de remisión como se llama médicamente); aquí el principal problema de vida es la incertidumbre o duda del paciente sobre su futuro: ¿Estaré verdaderamente curado? ¿Regresará la enfermedad? ¿Me habré librado de morir? Y muchas preguntas más que los médicos están obligados a responder, sin olvidar que todavía el paciente tiene muchos miedos. Desgraciadamente, en esta etapa el tiempo de contacto del médico con el enfermo es menor, y aunque el paciente se sienta saludable puede tener dificultades para salir adelante, tiene mezclas de alegría y miedo, está feliz de estar vivo y de haber terminado con los tratamientos, y tiene miedo del futuro. Por eso reiteramos la necesidad de que el médico le brinde atención continua.

Uno de los temores que más impactan al «sobreviviente» en esta etapa es el miedo a volver a la vida cotidiana, el miedo al rechazo o discriminación, también en este sentido tiene que buscar apoyo; en definitiva, para él, comienza una segunda oportunidad, debe aprender a volver a tomar las riendas de su vida; aquí es donde pueden recurrir también a terapias físicas, ejercicio y ayuda psicológica.

Etapa permanente: Un paciente ya no tiene evidencia de cáncer (en términos generales está curado) pero no sabe cómo será su calidad de vida después de estar enfermo. La mayoría de los pacientes, si reciben el apoyo adecuado, llegan a esta etapa prácticamente recuperados tanto física como emocionalmente, tienen más confianza en ellos y se sienten más cómodos con lo que los rodea; otros, los menos, tienden a vivir con alguna limitación que el mismo tratamiento o el cáncer les provocó, a estos pacientes nunca se les olvida que son «sobrevivientes» de cáncer, es a ellos a los que hay que ayudar para que vuelvan a sentir amor por la vida, inclusive hay que enseñarlos a vivir. Gran parte de este apoyo no es médico, es de la familia y los amigos: Ellos son los más indicados para reintegrar al paciente a su vida y a su mundo real, sin esas cicatrices mentales. Lo que sí es importante es que los amigos y la familia de estos pacientes cuenten con el apoyo y asesoría necesarios, porque es un trabajo que lleva tiempo y que se hace poco a poco.

También es necesario que los médicos tomen en cuenta esta actitud del paciente y no la minimicen, porque podrían caer en el extremo opuesto: Por creer que el paciente se encuentra todavía bajo el trauma de su enfermedad, no se den cuenta de los síntomas que manifiesten problemas reales, puede ser que la enfermedad reaparezca, podrían ser efectos tardíos del tratamiento o la presencia de un segundo tumor en otro órgano.

Estas son algunas de las reflexiones del doctor Mullan, pero definitivamente para la mayoría de los pacientes con cáncer el futuro es incierto. Aunque pueden ocurrir recaídas deben tomarse como si fuera la primera vez que se diagnostica la enfermedad: Abordarlas con la esperanza de la curación. Aunque es cierto que no todo cáncer tiene una curación sin recaídas, estas deberán manejarse con mucha confianza; la familia también debe ayudar al paciente a mantenerse positivo. Esto parece muy difícil de entenderse desde el punto de vista médico, pero desde el punto de vista humano es claro que en la mayoría de los casos esta confianza y esta visión optimista del futuro es una parte fundamental para lograr la recuperación, es una forma de pensar, sentir, comportarse y relacionarse, así que el paciente debe tener expectativas y buscar que su médico lo ayude a mantenerlas; cada persona tiene distintas formas de manifestar o entender la esperanza, pero todo se resume en una frase «ganas de vivir».

Por lo tanto, estimado lector, si hay algo al respecto de esta enfermedad que no hay que perder, es la esperanza. ¿Esperanza de qué?: De que haya nuevos tratamientos, de que el cáncer no volverá, de que el tratamiento tendrá éxito; esperanza de reincorporarse al trabajo, de ver a los hijos crecer, de tantas cosas.

Sabemos que si tienes a un conocido con cáncer pulmonar, o tú mismo lo padeces, es posible que pases por estas etapas de la enfermedad, pero también te invitamos a que nunca dejes que se pierda lo único que puede evitar una derrota total: **La esperanza.**

Testimonios

Lucía

El cáncer comenzó a cambiar mi vida en el 2001. A mediados de ese año empecé a notar que al ir al club a realizar mis actividades normales, comenzaba a fatigarme mucho, me faltaba el aire y comenzaba con ataques de tos; sin embargo, no le di importancia. Al seguir con estos síntomas fui al médico y me dijo que tenía una infección en las vías respiratorias por lo que no necesitaba más que antibiótico y algunos medicamentos para aliviar los síntomas. Esto me pareció muy extraño pues en diversas ocasiones me habían dado infecciones en las vías respiratorias pero ninguna de ellas me causaba estos síntomas.

Después de esa consulta me fui muy tranquila a mi casa y pasó el tiempo. Luego de varias semanas yo seguía con los mismos síntomas y pensé que ya no era normal, fui otra vez con el mismo doctor y me volvió a decir lo mismo. De igual manera continué con mis actividades de manera normal.

Un día estaba hablando con una amiga, comentando acerca del cáncer y de amigos y familiares cercanos que habían vivido la enfermedad. Al estar platicando de esto me acordé de mis síntomas y fui directo al hospital y empecé a buscar un doctor, no sabía a dónde ir ni con quién ir, mucho menos sabía que tenía cáncer.

Al estar en el hospital decidí realizarme unos estudios, placas y exámenes. Yo no soy médico, pero solo por los síntomas le pedí al médico radiólogo que me aconsejara cuáles eran los estudios más adecuados, él me dijo que lo primero era una radiografía de los pulmones y unos análisis de sangre, los cuales me hice inmediatamente. Fui a recoger los análisis cuando estuvieron y les pedí a las mismas personas que me recomendaran con quién ir, que me guiaran, fue así como llegué con otro médico, un neumólogo. Llegué y le mostré mis estudios, los vio y me dijo que tenía altas posibilidades de tener cáncer, pero que tenía que realizarme otros estudios para poder confirmarlo. Al escuchar esto me quedé aturdida, no sabía ni que decir. Salí del hospital y comencé a llorar, no sabía qué hacer, sabía que esto era de vida o muerte, que no podía esperar. Empecé a hacer cuentas y desde que tenía los síntomas hasta que me dieron el diagnóstico adecuado habían pasado varios meses, lo que me ponía en una situación riesgosa. Iniciaron los estudios, una tomografía, una broncoscopia con lo que tomaron unas muestras del tejido dañado y lo estudiaron, llegó el día de los resultados, los cuales yo ya me esperaba: «Tenía cáncer pulmonar». El médico neumólogo me habló de una serie de médicos que tenía que consultar para iniciar mi tratamiento. Comencé a realizar llamadas con los doctores con los que tenía que hacer cita para poder empezar con mi tratamiento.

Inmediatamente me empezaron a dar quimioterapias, a partir de ese mes me hospitalizaban por cuatro días cada mes, para que me dieran las quimioterapias. Llegó un momento en el que mi corazón ya no resistía más, ya no era tanto la enfermedad sino los efectos de las quimioterapias lo que me estaba afectando, obviamente con todo lo que conlleva quedarte pelona, que todo el cabello se te cae, en fin. Yo caí en una etapa en la que mi corazón no resistía ni una quimioterapia más, debido a esto me perdonaron la novena quimioterapia.

Cuando terminé las quimioterapias, comenzó la etapa de radiación, estuve un mes en radioterapia. Iba diario, me quemaban, aparentemente te queman por dentro, pero también toda la piel en donde te dan las radiaciones se quema. Yo tenía que estar con muchos cuidados para que la ropa no se me pegara porque tenía una herida como si fuera una quemadura de tercer grado.

Llegó el día del fin de los tratamientos y la cita con el neumólogo, al ver mis estudios posteriores al tratamiento, la expresión de su cara fue para mí una sensación de alivio, me dijo: «Señora no hay señales del tumor, pero durante este año tendré que verla por lo menos cada mes, y se tendrá que tomar estudios unos días antes de venir a verme». Así pase todo 2002, después las visitas médicas fueron espaciándose, ahora solo acudo a mi revisión anual. Sé perfectamente que el cáncer puede volver, que no estoy curada, que vivo y duermo con mi enemigo, o quizá éste ya se halla ido definitivamente, sin embargo, no dejo de cuidarme. Han pasado 10 años y sigo viva, gracias a la medicina que me dieron, fue duro, muy duro... pero si volviera a aparecer lo atacaría igual o quizá con más coraje. El vivir esto fue una experiencia muy difícil, pero aprende uno muchísimo. Afortunadamente estoy aquí y tengo una familia maravillosa, mi esposo que siempre ha estado conmigo en las buenas y en las malas, mis hijos que en ese entonces eran más pequeños.

Fue difícil recuperar mi vida, tengo un esposo y no es fácil el que te vean diferente. Pero no todo en esta vida es la belleza exterior, eso lo he aprendido, y a todo hay que echarle muchas ganas. Afortunadamente tengo un carácter que me ayudó a sobrellevar la enfermedad. Han sido años muy cambiantes en donde he sufrido de cambios: Esperar a que me creciera el pelo, retomar mis actividades, el simple hecho de salir a la calle no ha sido fácil. Sin embargo, la paciencia me ha ayudado a vivir cada día como si fuera único, siempre teniendo una sonrisa. El tener cáncer te hace consiente de muchas cosas, es una experiencia muy difícil en la cual aprendes mucho, a valorar muchas cosas.

Marichu

Durante mucho tiempo tuve dolores en la espalda, acudía con mi médico, el cual siempre me decía «Marichu... ya no trabajes tanto, esos dolores de espalda son por mucho trabajar, mira te voy a mandar estas pastillas pero deja ya de trabajar tanto». Y, claro, con las pastillas me sentía mejor, en ocasiones ya ni del dolor me acordaba; pero de repente ahí estaba otra vez, y de nuevo al doctor, a oír sus recomendaciones y a recibir mis recetas y a tomarme las medicinas.

Una amiga me dijo: Mira no está por demás que te tomes una radiografía de los pulmones y se la lleves a tu doctor en la próxima cita, a lo mejor no tienes nada pero más vale estar seguros. Así lo hice y acudí nuevamente con el doctor.

En abril del 2010 asistí a mi consulta de rutina, y descubrieron que había algo raro, me volvieron a citar para repetir los estudios, y así fue como se dieron cuenta de que empezaba a formarse una pequeña mancha en el pulmón derecho, a la que el médico llamó «nódulo» a lo cual inmediatamente le dieron seguimiento. Mi médico me dijo que esta manchita no tenía nada que ver con mi dolor de espalda, que era un hallazgo casual, pero que «¡qué bueno que se me ocurrió tomarme la radiografía!». Así, iniciaron una serie de estudios, algunos de sangre y otros de radiografías más especializadas como una tomografía.

Al revisar la tomografía y los estudios, el médico sugirió acudir con un especialista en pulmones, lo cual me inquietó en un principio, pero no quería adelantar nada, así que conseguí una cita y acudí al médico especialista con mis estudios. Después de checarme y revisar los estudios me dijo: «Señora… lo que usted tiene se llama nódulo pulmonar», lo que yo ya sabía. «Este tipo de lesiones en personas mayores de 50 años pueden ser malignas hasta en la mitad de los pacientes», «mi recomendación es realizar una biopsia, es decir, mediante una cirugía tratar de retirarlo en su totalidad o bien tomar una muestra para saber si es benigno o maligno».

Me realizaron la primera operación que fue la biopsia, para saber si era maligno o benigno y salió positivo; era cáncer pulmonar.

Los especialistas que me atendieron me dijeron que habían quitado totalmente el tumor pero que recomendaban iniciar con tratamiento a base de quimioterapia, para estar seguros de la completa curación.

Yo pensaba: ¿Quimioterapia? Pero si no me siento mal, solo me dolía la espalda y eso no siempre; sin embargo, ahí estaba el diagnóstico «cáncer» y había dos caminos o no me hacía nada o me ponía en las manos de mis médicos para iniciar el tratamiento. Me decidí por el segundo camino.

A pesar de que me sentía muy bien, me afectó mucho en mi estado de ánimo, uno se decae, pero gracias a mi familia, salí de esa depresión. Sí les pedí mucho su apoyo, les dije que yo les comentaba que ya no quería seguir, que ellos me impulsaran y me recordaran que yo les había prometido que iba a seguir hasta terminar.

Al principio fue muy difícil, porque uno siente que ya no es igual, pero se empieza uno a reponer de eso. Tuve mucho miedo, hay veces que uno prefiere la muerte a tener esta enfermedad, pero ahorita no, conforme va pasando el tratamiento, digo que estoy en un error y afortunadamente me lo detectaron a tiempo y así es como puedo seguir ahora.

El tratamiento fue lo más difícil. Cuando recibí la primera quimioterapia, salí del hospital y estaba como si nada, pero cuando llegué a mi casa fue terrible, tenía dolor de cabeza, comencé con náuseas, como gripa pero echaba líquido hasta por la nariz, me irritó boca y garganta, un malestar terrible, escalofríos, aunque me ponía cobijas no podía calentarme. Así pasé tres días, al cuarto día me empecé a levantar y empecé a comer. Los tres primeros días solo tomaba traguitos de jugo de manzana ya que cualquier otra sustancia me hacia recordar el líquido.

A la tercera semana me levanté con un dolor intenso en la cabeza, me dolía el cuero cabelludo, muy feo, como si me hubiera golpeado toda la cabeza pensé que bañándome, dándome un masaje me iba a descansar la cabeza, pero mi sorpresa fue que al poner el champú, empecé a sentir como se desprendía mi pelo, me dio mucha tristeza, le cerré a la regadera y me puse a llorar. Volví a abrirla para enjuagarme pero seguía cayendo el pelo, lo primero que hice por impulso fue marcarle a mi esposo, no paré de llorar. Le conté y me dio como siempre sus palabras de aliento, me dijo que eso ya lo teníamos contemplado y aunque yo creía haberlo asimilado, no, porque es muy triste cuando ya pasan las cosas.

Fui a la segunda quimioterapia, y cuando llegué a mi casa me volví a sentir mal, pero esta vez el malestar me duró diez días, los cuales hasta el sexto día fue que empecé a probar alimento. Sólo me la pasaba con gelatinas y jugos.

Poco a poco los ojos se me volvieron muy sensibles, me lastimaba la luz ya que no tenía pestañas, y tuve que recurrir tanto a la peluca como a las pestañas postizas. Afortunadamente con el tiempo fui mejorando y gracias a los tratamientos es que ahora puedo contar mi historia, sé que tengo una esperanza y que tengo que seguir luchando para poder disfrutar mi vida a cada segundo. Sin duda alguna la radiografía tomada casualmente fue la diferencia, se detectó a tiempo, lo que permitió que pudiera realizarme los tratamientos necesarios para contrarrestar la enfermedad, de no ser así tal vez no estaría aquí.

Me queda la enseñanza de que «el cuerpo avisa» y que cualquier síntoma raro que la gente tenga debe ir al médico y no quedarse tranquilo hasta no conocer cuál es la causa de esa molestia.

Bruno

Éste no es un testimonio de un paciente de cáncer de pulmón, es la historia que me tocó vivir de cerca como médico tratante y amigo. Quiero contarte...

Estando en mi consultorio, acudió un paciente por primera vez, mencionaba que tenía más de dos meses que sentía que le faltaba el aire, que había iniciado con un poco de tos y flemas, y que lo que más le preocupaba era que estaba bajando de peso, siendo que él era un tipo saludable y que se alimentaba adecuadamente.

Le hice (como a todos mis pacientes) su historia clínica, y las dos cosas más importantes que pude sacar fue su tabaquismo intenso desde los 15 años (en ese entonces él tenía 55 años) y su trabajo, si bien él era dueño de una fábrica de juegos infantiles de acero, estaba en contacto con pinturas y soldaduras, como él me decía «Óscar, al ojo del amo engorda el caballo»... Siempre estaba al frente de su fábrica.

Al momento de iniciar su exploración, me di cuenta que no escuchaba los ruidos de su respiración en el lado derecho de su tórax, que tenía datos de que su oxígeno estaba bajo y que en efecto se notaba que perdía peso.

Sin dudarlo le sugerí que en ese momento se hiciera una radiografía de sus pulmones porque había algo en el lado derecho que no me gustaba y que sería mejor salir de dudas. No sé por qué... pero yo mismo lo acompañé a radiología... en el camino platicamos de cosas sin importancia... aunque me llamó la atención su estado de ánimo... a pesar de su edad parecía más joven, tenía muchos planes, quería realizar muy pronto un viaje a Europa con su esposa, creo que por aniversario de bodas o algo así.

Llegamos al servicio de rayos x. Pasó, le tomaron la radiografía, y una vez afuera me dijo: «No quiero mentiras ni que me des largas lo que me tengas que decir de una vez», acudí a revisar la radiografía y me di cuenta que en efecto el lado derecho de su tórax se encontraba ocupado por líquido, es decir, tenía un «derrame pleural». Al salir le dije: «Bruno es mejor que vayamos al consultorio ahí platicaremos más a gusto, sirve que hasta nos echamos un cafecito».

Ya en el consultorio y con toda calma le expliqué los resultados de su radiografía, de esa acumulación anormal de líquido y que dados los síntomas, teníamos que estudiarlo más a fondo, pero que tenía todo el derecho de tomar una segunda opinión si él lo deseaba, a lo que me respondió: «Sé que algo o alguien me trajo a este hospital, yo no te conozco, pero me caes bien... ¿cuándo empezamos con los estudios? ¿Hoy o mañana?». Dada la hora le sugerí que iniciaríamos la mañana siguiente y que sería mejor que se hospitalizara para no hacerlo dar vueltas al hospital a cada rato y que todo se hiciera en una sola ocasión.

Al día siguiente la primera noticia: «Bruno, te tengo que extraer el líquido de tu pulmón mediante un drenaje, este líquido lo mandare a analizar y según los resultados vamos a decidir que más te hacemos». Se llevó a cabo el procedimiento sin complicaciones eso sí, con muchas molestias para Bruno, el reporte del líquido fue positivo para cáncer de pleura. Este tipo de cáncer se llama *mesotelioma* y es muy agresivo.

Con estas palabras y sin dudarlo se lo comuniqué, le dije cuáles eran las posibilidades de tratamiento; la primera, intentar resecarlo en su totalidad y la segunda tratar de resecarlo junto con el pulmón entero, desgraciadamente dados los antecedentes de tabaquismo su función pulmonar no permitía esta segunda opción, así que en conjunto con el cirujano de tórax y el oncólogo optamos por la resección parcial.

Llegó el día de la cirugía, ésta se realizó sin incidentes, se logró resecar buena parte del tumor y se le propuso tratamiento con radioterapia y quimioterapia, el cual aceptó nuevamente sin dudarlo.

Durante los meses que pasó bajo tratamiento su estado de ánimo nunca decayó, al contrario fuimos a comer varias veces, asistió a mi cumpleaños cincuenta (aún conservo un cuarzo gigante que me regaló ese día).

Sin embargo, los síntomas regresaron, la tos, la falta de aire y la pérdida de peso. Nuevos estudios y malas nuevas, el tumor había crecido otra vez, dada la buena respuesta observada y pese a los malos pronósticos, decidimos una segunda cirugía para remover el tumor remanente; él aceptó este procedimiento, sólo nos dijo «si con el primero no se pudo, por qué se va a poder con el segundo... pero en fin hay que intentarlo».

Se llevó a cabo este segundo procedimiento y tratamos de lograr la máxima resección permitida, después exclusivamente otros ciclos de quimioterapia... Las cosas iban bien, él se sentía cada día mejor, los controles de radiografías no mostraban empeoramiento y así pasaron varios meses.

Un día, de nuevo estando en mi consultorio me llamaron de Urgencias, era el médico de guardia, que me decía que un paciente mío acababa de llegar y que estaba muy grave, bajé enseguida y para mi sorpresa era Bruno... pero no parecía que le faltara el aire, no parecía que su enfermedad hubiera empeorado y lo único que llamaba la atención era la palidez tan marcada, era como si hubiera sangrado mucho, los análisis reportaron anemia severa aguda.

Le pregunté si había estado sangrando por algún sitio y ya no obtuve respuesta en ese momento presentó un paro cardiaco y murió.

A los pocos días me enteré de que hacía dos semanas que se le había diagnosticado a su esposa cáncer de mama y que él había dejado de comer y, a decir de su esposa, había presentado datos de sangrado por el estómago durante una semana sólo que no quiso atenderse hasta que su esposa estuviera bien. ¡Qué compleja es la vida! Bruno no murió de cáncer... murió por el cáncer.

Fer

Mi nombre es Fer, tengo 52 años, soy empresario y paciente con cáncer pulmonar. El cáncer pulmonar me fue detectado a tiempo, tengo que decir. En 2006 me pudieron diagnosticar la enfermedad en una revisión normal de rutina, cada año me hago un chequeo médico general y fue precisamente en ese chequeo y en ese año en el que el médico me dijo que había una anormalidad en mi pulmón izquierdo y que valía la pena que me revisara un especialista. Al principio la duda y el miedo fueron muy fuertes, llegué a pensar que el médico estaba equivocado, sobre todo por ser un médico muy joven; sin embargo, me hice todos mis estudios y saliendo del servicio de chequeos del hospital, acudí inmediatamente con mi compadre que también es médico (médico general), y confirmó lo que el anterior doctor me había dicho, así fue como llegué con el especialista en enfermedades respiratorias, que me examinó y mencionó por primera vez la palabra «cáncer». Sin embargo, me advirtió que necesitaríamos otros estudios para confirmarlo, así empecé a entrar y salir del hospital, hoy una radiografía, mañana estudios de sangre, después otras radiografías más especializadas, hasta que llegó el día del diagnóstico final. En realidad sí tenía un tumor en el pulmón izquierdo.

El especialista propuso una cirugía ya que al parecer el tumor estaba localizado y no había datos de siembras o metástasis, como él le llamó. El 23 de octubre me realizaron la operación, afortunadamente no tuvo grandes complicaciones ya que el tumor estaba en un lugar accesible, fue del lado izquierdo. Era muy difícil saber el tamaño real antes de la cirugía; sin embargo, el equipo médico y yo teníamos la confianza de que se podía retirar todo y así sucedió. Al recuperarme de la anestesia y aún un poco aturdido, me dijeron que habían mandado el tejido a analizar y que les habían dado el resultado, en efecto era cáncer.

Hablé con mis médicos, para saber qué sería lo siguiente, qué otra cosa me harían y fue que me presentaron a un nuevo médico tratante, el cual llevaría más de cerca mi caso ya que tenía todos los conocimientos para tratar mi enfermedad.

Al conocer esta noticia, no sabía qué hacer. Sabía que ésta era una enfermedad terrible, lo primero que pasó por mi mente fue mi familia, el hecho de pensar en que podía pasar algo tan terrible como la muerte, me hacía pensar que los iba dejar desprotegidos. Lo último que pasó por mi mente fue mi integridad física, lo que quería era recuperarme para estar con mis hijos, verlos crecer y seguir adelante al lado de mi esposa.

Afortunadamente de inmediato comencé con el tratamiento, me hicieron diversos estudios para saber si el cáncer había hecho metástasis en algún otro sito, afortunadamente todo salió negativo. Esas semanas fueron las más angustiantes de mi vida; sin embargo, cuando me dieron la noticia, sentí que había una esperanza, que no todo estaba perdido. A partir de ese día decidí luchar hasta el último momento, no iba a dejar que una enfermedad me venciera y mucho menos que acabara con mis planes de vida.

Así comenzó lo realmente difícil, fue un proceso de radiaciones y quimioterapias. A pesar de esto y de lo fuerte que eran las radiaciones, no me sentía mal. Sabía que tenía cáncer, pero aun así decidí realizar mi vida como si nada pasara. Comía con mis amigos, iba al cine con mi esposa, jugaba con mis hijos, todo transcurría normal hasta cierto punto. Las radiaciones eran a diario durante 25 semanas, tenía que ir al hospital, esperar y salir de nuevo al mundo real.

Todo estaba bien hasta que me dieron una semana de reposo para dar inicio a la quimioterapia. Este es un proceso más difícil, el simple hecho de escuchar la palabra «quimioterapia» es espantoso. Yo no estaba informado de qué era lo que pasaba con estos tratamientos, me puse a investigar, a preguntar y efectivamente no me gustaba nada lo que iba a vivir, sentía pánico.

En fin lo tuve que hacer, me dieron seis quimioterapias, las empecé a tomar. En la primera no tuve gran molestia, me sentía fatigado pero no había ningún otro efecto secundario. En la segunda lo mismo, a pesar de estar tomando las quimioterapias decidí seguir con el mismo régimen de vida. Atender mi negocio y a mi familia pues esto me ayudaba a no encerrarme y a no pensar en la enfermedad.

Lo más difícil de este tratamiento fue cuando llegó la tercera quimioterapia, pues los efectos secundarios comenzaron a ser evidentes. Perdí todo el cabello, las cejas, incluso las pestañas. Me veía al espejo y no me reconocía. A pesar de ser hombre y no tener un sentido tan exigente en cuanto a la imagen exterior, el hecho de verte al espejo y ver a una persona totalmente deteriorada y diferente a lo que eras, te causa un impacto indescriptible.

Fue muy difícil para mí, fue lo que me deprimió e hizo que me encerrara, que me quedara en mi cuarto sin querer verme al espejo, no quería que nadie me viera. Pasaron algunos días pero gracias al apoyo de mi esposa fue que me di cuenta que esto era sólo un mal momento, que todo iba a pasar y que mis canas y mi personalidad iban a regresar.

Mi esposa me apoyó mucho, hasta logró que por un momento pensara que el verme pelón era símbolo de moda europea y que no me quedaba tan mal; es más, mi esposa en solidaridad decidió cortarse el pelo pequeño a fin de darme fortaleza y demostrarme que todo iba a salir bien.

Con este apoyo que me demostraba, pues no me quedó más que pensar que esto era sólo una prueba, que todo iba a pasar y que en adelante no me podía dejar vencer. Allí acabó mi depresión, seguí con mi vida y mis actividades. Empecé a realizar cosas que nunca había hecho, esto me ayudó a disfrutar mucho más la vida.

En este momento puedo decir que sin mi familia, no hubiera tenido la fortaleza suficiente para salir adelante. Sé que el cáncer es una grave enfermedad, pero al ver a mi alrededor, al ir a las quimioterapias y a los hospitales, veía como había gente que sufría más que yo. Que hay problemas que no tienen solución, afortunadamente el mío lo tenía con el tratamiento y mi diagnóstico temprano, sabía que todo iba a salir bien.

Aquí sigo, adelante, feliz de la vida, agradecido con Dios, con mis doctores, con mi familia y aquí seguimos dando batalla, sin dejarnos vencer. A partir de esto valoro más todas las cosas, y mucho más mis canas.

Conclusiones

Pues bien hemos concluido nuestro viaje, tratando de entender el cáncer pulmonar, muchos han sido los logros al tratar de detectarlo prontamente, de buscar formas para prevenirlo, nuevos recursos para su tratamiento; sin embargo, considero que aún nos falta mucho por hacer, tanto como hicieron el siglo pasado por combatir otra enfermedad pulmonar que también representó un peligro mundial: La **tuberculosis**.

Actualmente tratamos de encontrar cómo curar el cáncer pulmonar, enfermedad que ha resistido los avances científicos para controlarla; para lograrlo nos servirá reflexionar respecto a las causas que llevaron al control de la tuberculosis, la cual era conocida en Europa como la peste blanca.

En 1902, Kraske escribió: «Hoy en día nosotros sabemos lo mismo de cáncer que nuestros abuelos», afortunadamente en 2011 podemos decir que «nosotros sabemos mucho más acerca del cáncer de lo que sabían nuestros abuelos» y continuamos aprendiendo más a un ritmo inimaginable en comparación con las generaciones anteriores. Nuestros abuelos apenas si podían definir lo que era el cáncer pulmonar, mientras nosotros, a través de técnicas microscópicas y de diagnóstico, podemos identificar alrededor de ocho clases de tumores pulmonares e incluso hacer clasificaciones más finas a partir de estas ocho clases, cada una de ellas definidas mediante estudios especiales al microscopio.

En 1910 se intentaba diagnosticar el cáncer mediante el uso de una broncoscopia muy limitada; la base del diagnóstico era la clínica, es decir, explorar al paciente, mediante el uso del estetoscopio y las manos —se iniciaba la era de la visión interna de los órganos con rayos x (también muy básicos), la expulsión espontánea fortuita y la expectoración de fragmentos de tumor— permitían, en ocasiones, su identificación. Ahora, nosotros no sólo identificamos las características de los tumores mediante técnicas microscópicas avanzadas sino que también con el uso de tomografía axial computarizada, resonancias magnéticas y tomografía por emisión de positrones, que nos permiten examinar el tumor del paciente en vivo en un órgano en funcionamiento, con el potencial de reportar simultáneamente no sólo su configuración anatómica sino también la imagen del mismo y la relación con otros órganos, las posibilidades de quitarlo mediante cirugía y determinar la presencia de siembras del mismo a distancia.

Hace sesenta años se hizo el primer intento de utilizar la cirugía como terapia curativa. Fue tan exitosa que aún se sigue utilizando como la mejor terapia y la más confiable. Se han realizado grandes progresos en cuanto a la reducción de la mortalidad en operaciones, con mejores técnicas anestésicas, mejor evaluación de los pacientes candidatos a cirugías, mejor manejo en el postoperatorio y mayor capacidad para la extirpación total del tumor.

Sin embargo, los adelantos en la cirugía torácica no son los que limitan al cirujano en la operación del cáncer pulmonar; la mayor limitación es la inhabilidad y el hecho de enfrentarse a una enfermedad que está oculta, diseminada e irreconocible.

Desde 1935, la radioterapia ha proporcionado gran parte de la paliación y el cuidado oncológico en el cáncer, pero su capacidad curativa aún sigue considerándose limitada. En la actualidad, los radioterapeutas con el equipo que está a su alcance tienen la capacidad de disminuir y quizá hasta erradicar los tumores en etapas de desarrollo, pero se enfrentan a las mismas limitaciones que tiene el cirujano al no poder curar la enfermedad diseminada.

El enfoque más apropiado para el tratamiento del cáncer comenzó con la quimioterapia en 1940. Mientras tenía grandes resultados con otro tipo de cánceres, fue una gran decepción, en lo que se trata de las células pequeñas de carcinoma del pulmón, ya que en la gran mayoría de los casos resultaba resistente a este tipo de quimioterapia inicial.

El reto es encontrar cuáles son las características biológicas del tumor, es decir, cuál es su comportamiento en el paciente y diseñar métodos que interrumpan este comportamiento agresivo.

Es posible que dichos conocimientos pudieran llegar rápido, pero es más probable cuando consideramos la capacidad médica y de investigación actual, de progreso sobre este cáncer, lo que nos muestra que aún hay muchos años de investigación hacia adelante antes de lograr un verdadero control sobre el mismo.

Los grandes avances en la ciencia médica, la biología y la investigación prometen revolucionar nuestro conocimiento y entendimiento acerca del cáncer pulmonar y así remover los obstáculos. Pero ¿cuánto tiempo tomará?, ¿10, 20, 30 años?

Hoy en día tanto para el gobierno como para los especialistas, esta tarea es tan grande e importante como la relacionada con la tuberculosis en 1925. Se puede ya sea tratar de difundir la cura, lo que puede tardar décadas en ocurrir o tratar de convencer a la gente de que al igual que la tuberculosis, el cáncer pulmonar es una enfermedad que se puede prevenir. Los siguientes pasos preventivos, si son seguidos al pie de la letra, podrían reducir los casos de cáncer pulmonar:

- Establecimiento de programas agresivos que convenzan a los adultos de las consecuencias en relación al tabaquismo, y fomentar la responsabilidad de mantener su propia salud y la de los demás.
- Establecimiento de programas agresivos en las escuelas para persuadir e informar a la juventud de los daños que causa el fumar, antes de que inicie el hábito.
- Imposición de cuotas más altas a la industria del tabaco mediante impuestos diseñados para compensar parcialmente el costo del cuidado de la salud y la pérdida de productividad resultante del consumo de sus productos.
- Informar a las legislaciones y a los gobernadores acerca del daño que produce el tabaco, a fin de que impartan leyes que controlen la producción y venta del mismo.
- Identificación e implementación de medidas de control a la exposición de otros agentes cancerígenos como asbestos, clorometil, metil éter radiación, metales pesados, policarbonos hidrociclicos y nitrosaminas.
- Protección de los derechos de los no fumadores, estableciendo sitios para trabajar y vivir libres de humo.
- Continuar con investigaciones que permitan la fabricación de cigarros menos dañinos.

Si estos pasos se siguieran podemos predecir la extrapolación de la incidencia de cáncer pulmonar para este siglo.

Dichas consideraciones no son sólo teóricas. Los datos en poblaciones no fumadoras y grupos que han dejado de fumar, sugiere una posible reducción y una cercana eliminación de cáncer respiratorio.

Durante la pasada década, el costo de la investigación de cáncer pulmonar en Estados Unidos se excedió a billones de dólares por año.

A pesar de los esfuerzos y los logros sobresalientes en los métodos de tratamiento y diagnóstico del cáncer, la aparición de nuevos casos así como la mortalidad por cáncer sigue en aumento.

Por lo tanto cualquier esfuerzo que produzca cerca de un 80% de reducción en cáncer pulmonar y de como resultado la disminución en un 20% del total de incidencia de cáncer, sería un gran logro.

Tenemos dos opciones, podemos seguir trabajando en resolver el problema mediante investigaciones científicas o podemos implementar medidas preventivas que tienen una excelente oportunidad de ser exitosas, mucho antes de que las curas para el cáncer pulmonar sean definidas mediante arduos esfuerzos científicos.

Existe la oportunidad de que mediante estos actos podamos, como se hizo con la tuberculosis, controlar el cáncer antes de descubrir la cura.

Historiadores médicos tendrán la oportunidad de reflexionar sobre nuestra decisión y presentar opciones así como tomar medidas. Hemos permitido que esta epidemia florezca con sólo unos tímidos esfuerzos para contenerla.

Esto lo dejo como punto de reflexión, lo mejor de una enfermedad es que no te dé, o bien que hagas el esfuerzo por mejorar tu forma de vida, que no sea tu culpa el padecer cáncer pulmonar. Si bien estoy convencido de que antes de 10 años se logrará detener el avance de esta enfermedad, probablemente ya hablemos de casos curados, pero es preferible no ser parte de las estadísticas en este momento, es decir «no ser un caso más», recuerda: Un diagnóstico a tiempo hace la diferencia.

Gracias

Glosario

Alveolos: Estructura en la que termina el aparato respiratorio, que lleva a cabo la función principal del mismo: conducir y procesar o transferir el aire que respiramos.

Bronquios: Estructuras que nacen de la tráquea y deben llevar el aire hasta los alveolos.

Bronquiolos: Estructuras que conducen el aire y terminan en los alveolos.

Células caliciformes: Células en forma de copa que están en los bronquios, llenas de moco pues su función es vaciar el contenido dentro de los mismos bronquios para mantenerlos protegidos.

Cuidados paliativos: Las atenciones que se brindan a los enfermos en fase avanzada de cualquier enfermedad y en la cual el médico ya no puede brindar cuidados curativos, por lo que sirven para mitigar el dolor y mejorar su calidad de vida.

Diseminación: Propiedad que tienen los tumores para enviar células malignas a distancia y crecer en sitios lejanos al origen del mismo tumor, puede ser por sangre, vasos linfáticos o por cercanía.

Enfisema: Hinchazón producida por aire o gas en el tejido pulmonar, en el celular o en la piel.

Epitelio alveolar: Última estructura del aparato respiratorio, que es el sitio donde se lleva a cabo el paso del oxígeno a la sangre.

Epitelio ciliado: Tipo de membrana que recubre los bronquios, muy similar a una alfombra y en la cual se quedan atrapadas partículas que podrían ser dañinas al organismo.

Hemoptisis o expectoración hemoptoica: Presencia de sangre en las flemas que expectora un paciente.

Hilio: Porción central del tórax donde se unen los dos pulmones y el mediastino. Mediastinoscopía: Procedimiento con el que se examina la cavidad torácica, en su porción central, es decir en la tráquea y los bronquios principales, para determinar la extensión de un tumor torácico.

Músculos respiratorios: Grupo de estructuras musculares situadas en el tórax que actúan como bomba o fuelle permitiendo la entrada y salida del aire.

Quimioterapia: Disciplina médica que se encarga del tratamiento del cáncer mediante medicamentos.

Radiaciones ionizantes: Tipo de radiación que se obtiene al desintegrar átomos de material radioactivo y que tienen la particularidad de ser manipuladas médicamente con el objeto de quemar células tumorales.

Radioterapia: Disciplina médica que se encarga del tratamiento del cáncer mediante la aplicación de radiaciones ionizantes.

Sibilancia monofónica: Auscultación médica (con estetoscopio) de un ruido de un solo tono en un lugar determinado del tórax, que no cambia de localización, su presencia nos indica obstrucción de un bronquio.

Siembra de metástasis: Presencia de células malignas de un tumor en un sitio lejano.

Tráquea: Parte central del aparato respiratorio, su función principal consiste en facilitar la salida de aire.

Vías aéreas: Estructuras a partir de la tráquea, que se encargan de conducir el aire que respiramos hasta los pulmones.

BIBLIOGRAFÍA

ASTIN, John A. «Why patients use alternative medicine: results of a national study», *JAMA. The Journal of the American Medical Association* [en línea], mayo 1998, 1548-1553. <http://jama.ama-assn.org/content/279/19/1548.full.pdf+html>. [Consulta: 15/07/2011.]

BARNES, Patricia M., et. al. «Complementary and Alternative Medicine Use Among Adults and Children:United States, 2007», *National Health Statistics Reports* [en línea], diciembre 2008, 1-24. <http://www.cdc.gov/nchs/data/nhsr/nhsr012.pdf>. [Consulta: 15/07/2011.]

BERMEJO, FUENTE de la. «Rehabilitación respiratoria en cirugía torácica» [en línea], <www.socalpar.es/cursos_documentos/rehabilitacion_resp_cir_toracica.ppt>. [Consulta: 06/07/2011.]

CARRIÓN VALERO, F. y J. R. HERNÁNDEZ HERNÁNDEZ. «El tabaquismo pasivo en adultos», *Archivos de Bronconeumología* [en línea], marzo 2002. <http://www.doyma.es/bronco/ctl_servlet?_f=40&ident=13028320>. [Consulta: 15/07/2011.]

CHACÓN, J.I., et. al. «Principios de radioterapia (1)», en GONZÁLEZ BARÓN, M. (ed.). *Oncología Clínica.* 2.ª ed. Madrid: McGraw-Hill Interamericana, 1998: 329-339.

CLIFFORD CHAO, K.S. (ed.) *Practical Essentials of Intensity Modulated Radiation Therapy.* 2ª ed. Filadelfia: Lippincott Williams & Wilkins, 2005.

COSTANZO, Erin S., et. al. «Biobehavorial Influences on Cancer Progession», *Clinical Review Articles* [en línea], febrero 2011, 109-132. <http://www.immunology.theclinics.com/article/S0889-8561(10)00072-X/abstract>. [Consulta: 15/07/2011.]

ESCRIBANO, Pedro Martín, Guillermo RAMOS SEISDEDOS y Joaquín SANCHIS ALDÁS. *Medicina respiratoria.* 2.ª ed. Madrid: SEPAR, 2006.

FAUCI, Anthony S., et. al. *Harrison. Principios de Medicina Interna.* 17.ª ed. México: McGraw-Hill Interamericana, 2008.

FISHMAN, Alfred P., et. al. *Pulmonary Diseases and Disorders.* 4.ª ed. China: McGraw-Hill Interamericana, 2007.

GREENWALD, P., C.K. CLIFFORD y J.A. MILNER. «Dieta y prevención del cáncer», *European Journal of Cancer* [en línea], febrero 2001. <http://www.nutricion.sochipe.cl/subidos/noticias2/docs/365-382.pdf>. [Consulta: 04/08/2011.]

KRIS, Mark G., Lee M. KRUG y Kenneth ROSENZWEIG. «Cancer of the lung», en DEVITA Vincent T. Jr, Theodore S, LAWRENCE y Steven A. ROSENBERG (ed.). *Cancer. Principles & Practice of Oncology.* 8.ª ed. Filadelfia: Lippincott Williams Wilkins, 2008: 947-66.

MARTÍNEZ PEÑALVER, Isabel (dir.) «Cáncer y medicina alternativa», *Revista Cubana de Oncología* [en línea], mayo-agosto 1999, 77-80. <http://bvs.sld.cu/revistas/onc/vol15_2_99/onco1299.pdf>. [Consulta: 14/07/2011.]

MARZO CASTILLEJO, M. (coord.). «Prevención del cáncer», *Grupos de expertos del PAPPS* [en línea], noviembre 2001. <http://www.roche.es/portal/synergy/static/file/synergy/alfproxy/download/1414-14049ce2cd1411deab9cfd83cdf4221a/last/pdf_13.pdf>. [Consulta: 04/08/2011.]

RIESCO MIRANDA, Juan Antonio. «Efectos 'no respiratorios' del tabaco», *Archivos de Bronconeumología* [en línea], septiembre 2007. <http://www.archbronconeumol.org/bronco/ctl_servlet?_f=40&ident=13109466>. [Consulta: 15/07/2011.]

SÁNCHEZ AGUDO, Leopoldo. «El Fumador Pasivo» [en línea], <http://www.adicciones.es/files/3.2).pdf>. [Consulta: 10/07/2011.]

SÁNCHEZ HERNÁNDEZ, Ignacio et. al. «Epidemiology of Lung Cancer in Spain and Forecast for the Future»», *Archivos de Bronconeumología* [en línea], noviembre 2006. <http://www.archbronconeumol.org/bronco/ctl_servlet?_f=45&ident=13094327>. [Consulta: 11/07/2011.]

SIMON, George R. Simon y Andrew TURRISI. «Management of small cell lung cancer: ACCP evidence-based clinical practice guidelines», *CHEST. The official publication of the American College of Chest Physicians (ACCP). For specialists in pulmonology, critical care, sleep medicine, thoracic surgery, cardiorespiratory interactions, and related disciplines* [en línea], septiembre 2007, 324 S-339S. <http://chestjournal.chestpubs.org/content/132/3_suppl/324S.full.pdf+html>. [Consulta: 05/07/2011.]

Turrisi, Andrew T., et. al. «Twice-Daily Compared with Once-Daily Thoracic Radiotherapy in Limited Small-Cell Lung Cancer Treated Concurrently with Cisplatin and Etoposide», The New England Journal of Medicine [en línea], enero 1999, 265-271. <http://www.nejm.org/doi/pdf/10.1056/ NEJM199901283400403>. [Consulta: 05/07/2011.]

Mullan, Fitzhugh. «Seasons of survival: reflections of a physician with cancer». *The New England Journal of Medicine* [en línea], julio 1985, 270-273. <http://www.nejm.org/doi/full/10.1056/ NEJM198507253130421>. [Consulta: 2207/2011.]

— «Seasons of Survival: Reflections of a Physician with Cancer». *The New England Journal of Medicine* [en línea], julio 1985, 270-273. <http://www.nejm.org/ doi/full/10.1056/NEJM198507253130421>. [Consulta: 22/07/2011.]

— «Survivorship: an idea for everyone», en Mullan, Fitzhugh y Barbara Hoffman, (eds.). *Charting the Journey: An Almanac of Practical Resources for Cancer Survivors*. Nueva York: Consumers Union, 1990:1.

«Lung cancer-survival statistics». *Cancer Research UK* [en línea]. <http://info.cancerresearchuk.org/ cancerstats/types/lung/survival/>. [Consulta: 15/07/2011.]

American Cancer Society <http://www.cancer.org/ index>

Instituto Nacional del Cáncer <http://www. cancer.gov/espanol>

Institutos Nacionales de Salud de Estados Unidos <http://www.nih.gov/>

Lung Cancer Causes <http://lungcancer.com/>

ÍNDICE

20 respuestas para cáncer de pulmón
del Dr. Óscar Chanona Alcocer
se terminó de imprimir en octubre de 2011
en Quad/Graphics Querétaro, S. A. de C.V.
lote 37, fracc. Agro-Industrial La Cruz
Villa del Marqués QT-76240